科学研究志愿者保护手册
Protecting Study Volunteers in Research:
A Manual for Investigative Sites

第 4 版

主　编　Cynthia McGuire Dunn
　　　　Gary L.Chadwick

主　译　吴　静　白　桦
副主译　夏　芸　王　卯
主　审　王思成　徐春波
翻　译（按汉语拼音排序）
　　　　白　桦　陈晓云　胡晋红　黄　瑾　刘海涛
　　　　陆　麒　母　双　乔　洁　王　璐　王　卯
　　　　王白璐　吴　静　奚益群　夏　芸　谢　琪
　　　　张　弨　訾明杰
审　校（按汉语拼音排序）
　　　　刘　强　王思成　吴翠云　徐春波

人民卫生出版社
·北 京·

图书在版编目（CIP）数据

科学研究志愿者保护手册 /（美）辛西娅·麦圭尔·邓恩（Cynthia McGuire Dunn）主编；吴静，白桦主译. —北京：人民卫生出版社，2021.5
ISBN 978-7-117-31448-0

Ⅰ. ①科… Ⅱ. ①辛… ②吴… ③白… Ⅲ. ①实验医学—志愿者—保护—手册 Ⅳ. ① R-33

中国版本图书馆 CIP 数据核字（2021）第 063037 号

人卫智网	www.ipmph.com	医学教育、学术、考试、健康，购书智慧智能综合服务平台
人卫官网	www.pmph.com	人卫官方资讯发布平台

图字：01-2015-5608 号

科学研究志愿者保护手册
Kexue Yanjiu Zhiyuanzhe Baohu Shouce

主　　译：吴　静　白　桦
出版发行：人民卫生出版社（中继线 010-59780011）
地　　址：北京市朝阳区潘家园南里 19 号
邮　　编：100021
E - mail：pmph @ pmph.com
购书热线：010-59787592　010-59787584　010-65264830
印　　刷：保定市中画美凯印刷有限公司
经　　销：新华书店
开　　本：710 × 1000　1/16　印张：17
字　　数：278 千字
版　　次：2021 年 5 月第 1 版
印　　次：2021 年 7 月第 1 次印刷
标准书号：ISBN 978-7-117-31448-0
定　　价：78.00 元

打击盗版举报电话：010-59787491　E-mail：WQ @ pmph.com
质量问题联系电话：010-59787234　E-mail：zhiliang @ pmph.com

译校者名录

（按汉语拼音排序）

白　桦　中国中医科学院广安门医院

陈晓云　上海中医药大学附属龙华医院

胡晋红　上海长海医院

黄　瑾　上海中医药大学附属岳阳中西医结合医院

刘　强　世界中医药学会联合会

刘海涛　瑞士卫森医药咨询有限公司

陆　麒　上海交通大学医学院附属仁济医院

母　双　北京大学人民医院

乔　洁　中国中医科学院广安门医院

王　璐　北京市医疗保险事务管理中心

王　卯　南京中医药大学附属医院

王白璐　山东大学齐鲁医院

王思成　国家中医药管理局

吴　静　南京大学中医研究院，南京鼓楼医院

吴翠云　复旦大学附属华山医院

奚益群　上海市儿童医院

夏　芸　北京中医药大学东方医院

谢　琪　中国中医科学院

徐春波　世界中医药学会联合会

张　弨　首都医科大学附属北京同仁医院

訾明杰　中国中医科学院西苑医院

前　言

欢迎阅读《科学研究志愿者保护手册》第4版。在编写本培训手册之初，涉及人类受试者的科研伦理培训还是一个全新的概念。在过去15年中，多数研究机构已采用各种形式进行基础伦理和法规知识的教育培训，巩固完善科学研究工作。让研究机构备感欣慰的是，他们的研究者已熟知研究这个概念，并能更多地关注涉及人类受试者研究的问题。于我而言，研究者越来越多地要求接受教育培训，并努力为人类受试者研究的发展不断做出贡献，是令人欢欣鼓舞的一大进步。伦理教育已不再是一种负担，而是一种机遇，一种克服过去困难、准备未来挑战的难得机遇。

与以前的版本相比，此次更新的内容紧跟时事和新观点，追踪科学前沿。美国联邦监管机构一直致力于更新他们的指导原则。美国食品药品监督管理局和卫生与公共服务部/人类研究保护办公室已努力协调统一他们的建议，减少理解混乱，并专注于真正保护人类受试者的措施，不给研究者、申办者和机构增加过多负担。同样，欧洲监管机构正关注"合理精简"法规，促进科研的发展。临床试验日益增加的国家正以美国的监管模式和培训教材为蓝本，我们很高兴地看到本手册已为国际广泛接受。

这本手册在很多方面是一本自主学习用书。多年前，研究协调员/管理者的个人专业合格认定起到了示范带头作用。自那时起，伦理委员会专业人员以及研究者的合格认定工作也日益发展并被科研领域欣然接受。近来"人类研究保护计划"（一个机构层面的正式组织）被大家寄予厚望。机构的"人类研究保护计划"获得认证，已逐渐成为受试者保护工作出类拔萃的标志。研究中心、申办者、合同研究组织、监管机构和研究者个人作为一个体系相互合作，努力确保在发现和应用新知识的同时，提供一个尊重患者和受试者的研究环境，保护他们的权利和福祉，遵从善行和公平的原则。这本手册将一如既往地竭诚为人类受试者保护体系中的各界有识之士服务，秉持正义，为所应为。

——GLC

致 谢

Manual Development Coordination

William Kelvie, CCRC
Director, Research Education
Office for Human Subject Protection
University of Rochester

Advisory Review Committee

David Forster, J.D., M.A., CIP
Chief Compliance Officer
Office of Compliance
Western Institutional Review Board

Peggy Galluzzi, B.S.N., M.S.
Vice President, Clinical Operations
MannKind Corp.

Paul W. Goebel, CIP
President
Paul W. Goebel Consulting, Inc.

Jeanne Grace, R.N., Ph.D.
Professor emeritus
University of Rochester

Louis Lasagna, M.S.
Tufts University

Robert Levine, M.D.
Yale University School of Medicine

Dale W. McAdam, Ph.D.
University of Rochester

P. Pearl O'Rourke, M.D.
Partners Healthcare System

J. Thomas Puglisi, Ph.D.
Chief Officer, Office of Research
Oversight
Dept. of Veterans Affairs

Harold Vanderpool, Ph.D., Th.M.
University of Texas Medical Branch

Karen Woodin, Ph.D.
Independent consultant

Gary Yipling, J.D.
K&L Gates LLP

Contributing Authors

Mary Adams, M.T.S., CIP
Director, Research Subjects Review
Board Office
University of Rochester

Christine Burke, J.D.
Associate Vice President and
General Counsel
University of Rochester Medical
Center

Nora Cavazos
Director, Clinical Development
Relypsa

Nancy Chin
Associate Professor
Community and Preventative
Medicine
University of Rochester Medical
Center

Ann M.Dozier, R.N., Ph.D.
Associate Professor
Community & Preventative
Medicine
University of Rochester Medical
Center

Cindy Dunn, M.D.
Maximus Corporation,
Federal Services

Judith Farrar, Ph.D.
Editor-in-Chief
LifeSciences Press

Chin-to Fong, M.D.
Associate Professor
Pediatrics-Genetics
University of Rochester

David Forster, J.D., M.A.,CIP
Chief Compliance Officer
Office of Compliance
Western Institutional Review Board

Tim Hackett
Director, Regulatory and Technical
Affairs

Center for Human Experimental
Therapeutics (CHET)
University of Rochester

Cornelia Kamp, M.B.A., CCRC
Senior Associate, Executive Director
Strategic Initiatives
Clinical Materials Services Unit
Center for Human Experimental
Therapeutics
University of Rochester

William Kelvie, CCRC
Director, Research Education
Office for Human Subject
Protection
University of Rochester

Scott Kim, M.D., Ph.D.
Associate Professor, Psychiatry
University of Michigan Health
System

Joanne Larson
Michael W.Scandling Professor of
Education
Chair of Teaching and Curriculum
Margaret Warner Graduate School
of Education and Human
Development

Gunta Liders
Associate Vice President for
Research Administration
Provost Office
University of Rochester

Terri O'Reilly, M.D.
Novar Research

Roy M. Poses, M.D.
Associate Professor of Medicine
Brown University School of
Medicine

Carol Pratt, Ph.D.
Partner, K&L Gates LLP

Aileen Shinaman, J.D.
Senior Counsel, Office of Counsel
University of Rochester Medical
Center and Strong Health

Jeanine Smith, M.S.
Pfizer, Inc.

Rebecca Thom, Ph.D.
Clinical Research Specialist
3M Drug Delivery Systems Division

Editorial Reviewers

Heather Cline, MPA, CIP
IRB Liaison
Independent IRB, A Schulman
Company

Carrie Fisher, Ph.D.
Director, Enterprise Programs
Development
Western Institutional Review Board

David G. Forster, JD, MA, CIP
Chief Compliance Officer, Office of Compliance
Western Institutional Review Board

Cynthia M.Gates, RN, JD, CIP
Vice President, Education and Consulting Services
Western Institutional Review Board

Kenneth A.Getz, MBA
Director of Sponsored Research Programs
Tufts Center for the Study of Drug Development,
Tufts University
Founder and Board Chair, CISCRP

R.Bert Wilkins, JD, MHA, CIP
Director, Regulatory Affairs
Western Institutional Review Board

目　录

第1章

涉及人类患者的研究发展史回顾

通过学习本章，读者将能够：
- 描述对于制定保护人类研究志愿者联邦法规具有重大意义的三个历史事件。
- 更好地理解我们为什么需要联邦法规，以及依从法规如何有助于保护人类研究志愿者的权利和福祉。

引言

历史不是静止的，昨天的事件即成为今天的历史。公众对于研究的看法，包括对它的获益和风险的理解，取决于研究开展的方式方法。许多事件再度引起人们对研究伦理的关注，其中包括了行为能力欠缺患者的知情同意问题（TD 诉纽约州）[1] 和研究者对于患者福利的责任问题（在约翰·霍普金斯大学、宾夕法尼亚大学、罗切斯特大学开展的研究中，有数名受试者死亡；在加州大学的一项研究中，一名精神分裂症患者在药物洗脱期自杀）。2001 年 6 月，一位名叫 Ellen Roche 的健康志愿者，在约翰·霍普金斯大学的一项研究中死亡。

部分为回应 Jesse Gelsinger 死亡事件，以及一些其他类似事件，马里兰州立法机构在 2002 年通过了一项法令，将联邦受试者保护要求扩大至所有在本州开展的涉及人类志愿者的研究，不论其研究资金的来源如何，也不论研究是否属于美国食品药品监督管理局（Food and Drug Administration, FDA）的管辖范围。在美国，对于这些事件的关注常导致政府采取一些行动来影响研究的实施和监管[1]。

---

1 该案例中纽约州法律未能保护受试者权利。

1

> 公众对于研究的看法，包括对它的获益和风险的理解，取决于研究开展的方式方法。

历史上有三起事件对于人类科学研究志愿者保护的联邦法规有重大影响。根据年代顺序，依次为 1946 年纽伦堡医生审判、20 世纪 60 年代的沙利度胺悲剧和 1972 年的 Tuskegee 梅毒研究。其他如 Willowbrook 研究、Wichita 陪审团研究、犹太人慢性病医院研究、San Antonio 市避孕研究等均对联邦法规的成形有一定的影响，但以下讨论的案例则起到最直接的作用。

此外，我们将回顾另一个名为 Milgram 研究的案例。尽管这个研究对联邦法规的制定并不具有类似影响，但它揭示了行为学研究中存在的潜在问题，常在伦理文献中被引用。1995 年的一份关于人体放射实验报告也将被述及，以此说明法规所起到的作用。最后将会提及一起在宾夕法尼亚大学发生的不幸事件，以及它对受试者保护，特别是对规定利益冲突标准所产生的影响。

1946 年纽伦堡医生审判

背景

第二次世界大战伊始，德国是世界上科学和技术最发达的国家，甚至已有了著名的研究伦理法典。纳粹政府在医学领域支持产科学、顺势疗法、营养学项目，以及其他诸如生态学、公共卫生、人类遗传学、癌症、放射学、环境危险因素如石棉等研究。它是第一个提出在公共建筑内禁止吸烟的国家。考虑到尼古丁对胎儿的影响，规定不得向妇女提供烟草供给优惠券。德国医生强调预防医学和治疗医学同样重要。然而，纳粹利用了人们对医生的信任，以公共卫生和医学研究的名义掩盖他们种族歧视和谋杀行径。

医学实验

德国空军关注飞行员在极高海拔高度的存活率，决定飞行员可从损毁飞行器中跳伞的安全高度极值。在一系列研究中，研究者将受害者置于重现 2 万米高度（飞机可飞行的极限高度的 2 ~ 3 倍）低气压和缺氧状态的真空密室。约有 200 名被关押在达豪集中营的战俘被用于该试验，造成大约 40%

的战俘死亡，有些死于极度缺氧，有些死于因为压力室低压造成的肺破裂。

纳粹关注的另一个问题是，如果飞行员跳伞落到北大西洋，在冰冷的海水中能够存活多久。这个研究的一些受害者被浸在装有冰水的浴盆里长达数小时，有些在数天内只给海水饮用而不提供其他任何食物。还有一些被脱光衣服，关在零下温度的户外 12 ～ 14 小时。一些"冷冻受害者"被冷水喷射。纳粹没有试图采取任何手段来减缓这些实验所造成的巨大痛苦和伤害。300 名达豪集中营的战俘受到这种实验的折磨，死亡率约 30%。

针对战场上的医疗，如枪伤、烧伤、外伤性截肢、接触化学制剂和生物制剂等情况，纳粹开展了各种研究。尽管对于战时国家而言这些是值得关注的问题，但实验所采用的手段是残忍而没有人性的。这些实验都首先人为地在受害者身上造成损伤（如通过枪击、刺伤、切割或其他创伤手段），再采用各种技术方法进行处理。在 Ravensbrueck 集中营进行的磺胺研究，纳粹首先枪击波兰妇女的腿部，后再用刀砍，造成的伤口再用玻璃、尘土和各种细菌污染物封上。然后用各种试验性抗感染制剂治疗感染的伤口。在另一个试验中，用磷和橡胶的混合物涂抹在受害者的皮肤上，然后点燃。2 分钟后，把火熄灭，而后用各种化学药品和油膏治疗烧伤。还有一系列上肢、下肢截肢的实验，尝试移植骨骼、肌肉和神经进行治疗。一半以上被截肢的受害者死亡，幸存者终身残疾。

在治疗接触军用化学毒剂所致伤害的试验中，囚犯被迫饮用有毒的水，呼吸有毒气体。一些囚犯被带有氰化物的弹头射击或被迫吞服氰化物胶囊。这些实验的死亡率普遍高于 25%。

纽伦堡审判

1945 年 8 月 8 日，来自英国、法国、苏联和美国政府的代表组成了国际军事法庭。在完成了对纳粹首领的审判后，开始了一系列追加审判。1946 年 12 月 9 日至 1947 年 8 月 20 日，举行了正式名称为"美国政府诉卡尔勃兰特（Karl Brandt）等人"的 16 起人类研究历史事件的审判，即通常所说的"纳粹医生审判"。就像这个名称所表明的，这个审判的法官和检察官均来自美国。23 名被告（其中包括 20 名医生）被指控犯有谋杀、摧残和其他以医学研究为名实施的暴行。

在纳粹医生审判结束时，23 名被告中的 15 名被判有罪，7 名被判死刑。

尽管这次审判在当时被称为"世纪审判",但若没有审判书中包含了被称为《纽伦堡法典》的一套标准,它很可能已经被人们遗忘了。这部法典是对那些被告进行量刑和定罪的"伦理准绳"。《纽伦堡法典》的颁布常被认为是人类患者保护"新纪元"的起点。它设立的一套标准被国际研究团体所接受,并以此作为基础而进一步拓展。

法典规定:

- 必须在没有任何强迫的情况下获得研究志愿者的知情同意。
- 涉及人的研究必须建立在前期动物实验的基础上。
- 预期的科学结果能够证明进行该研究的合理性。
- 只有合格的科学家才可以实施医学研究。
- 应该避免生理和心理的折磨及伤害。
- 应该预期研究不会造成死亡或致残。

> 1947 年颁布的《纽伦堡法典》常被认为是人类患者保护"新纪元"的起点。

战后

1953 年,世界医学会开始起草一份文件,将《纽伦堡法典》中的原则应用到医学研究中。世界医学会的准则被称为《赫尔辛基宣言》。这份关于伦理原则的声明于 1964 年首次颁布,它分别规定了"治疗性"和"非治疗性"研究的原则。对于非治疗性研究,它重复了《纽伦堡法典》中必须获得知情同意的要求。但在治疗性研究中,当时这份《赫尔辛基宣言》确实允许在不获得本人的知情同意情况下纳入某些受试者。《赫尔辛基宣言》也允许在治疗性和非治疗性研究中,通过获得法定监护人的同意而纳入受试者参加研究。《赫尔辛基宣言》历经数次改版,以保持与现代伦理理论、临床研究和医疗实践发展同步。

在《赫尔辛基宣言》发布之后,Henry K. Beecher 博士于 1966 年在《新英格兰医学杂志》上发表了一篇文章,揭露 22 项研究存在严重伦理问题。Beecher 博士引用了与研究设计、知情同意有关的各种问题。这篇文章在美国激起了关于研究伦理的激烈辩论,其影响力可能更甚于《纽伦堡法典》和《赫尔辛基宣言》的颁布。

除了不断增加伦理声明和规范准则外,国际医学科学理事会(Council

for the International Organization of Medical Sciences, CIOMS）于 1982 年颁布了"涉及人的生物医学研究国际伦理指南"（CIOMS 指南）。这些指南的目的是指导那些来自技术上发达国家的研究者如何在发展中国家开展研究。这部指南主要是为了弥补《纽伦堡法典》和《赫尔辛基宣言》中的一些缺失，尤其是针对那些跨文化的研究。CIOMS 指南允许在伦理标准中存在文化差异。和《赫尔辛基宣言》一样，CIOMS 指南也被不断修订以反映当前的思想和实践。

Milgram 研究

背景

Stanley Milgram 是一名社会心理学领域的研究者，他在读了纳粹大屠杀的报道之后，对服从心理以及人们对于权威的反应产生了兴趣。纽伦堡审判中的被告们以"我只是在服从命令"自辩，而德国的市民好像也接受这种说辞，并对这样的暴行毫不在意。这些现象发人深省。1963 年，Milgram 发表了他的有关"服从"的研究结果，这一研究即使是在今天，仍遭到批评。在他 1972 年发表的《屈从权威》（*Obedience to Authority*）一书中，描述了一系列这样的研究，并针对引起争议的焦点问题进行了探讨。

尽管 Milgram 研究远远不能与纳粹实验或是其他常被提及的有违伦理的研究相提并论，但是作为著名的行为学研究，它在今天仍有教育意义。其重要性在于，这项研究提醒了那些负责起草联邦法规的人们，即使研究不会产生生理损伤或永久伤害，但对于研究中的重要伦理问题也必须关注。

实验

这项名为"记忆与学习"的试验以报纸广告的形式招募成年志愿者参加，参加这项约一个小时的试验将获得适度的报酬。三人一组，包括被测试者本人、研究者和第三者。研究者解释说是研究学习和记忆力，尤其是研究"惩罚"在学习和记忆过程中所起的作用。志愿者是"老师"的角色，而第三者是"学生"。研究者将监督研究过程并作记录。

"学生"坐在椅子上，与控制板相连接的电线接在"学生"的身上。控制板的开关标注着电压为 15 ~ 450 伏特。

在实验中，研究者要求承担"老师"角色的志愿者向"学生"提问（单词配对），如果"学生"回答错误，"老师"以电击的形式给予惩罚，而且电击的强度会不断增加。"学生"会对电击做出明显的痛苦状。当电击增加到三分之一的强度时，"学生"提出"停止"的请求。这时，"老师"通常也会要求研究者终止研究，但研究者会说研究应继续进行。在电击强度增加到三分之二时，"学生"变得安静，不再有反应。根据研究设计，没有反应被认为是错误的回答，将受到惩罚。当心理极度矛盾的"老师"要求停止研究的时候，他们被告知完成实验对科学的进步非常重要。60%的参加者会被说服，继续施以电击，甚至到最大强度。

研究中有一些情况对志愿参加实验者有所欺瞒。扮演学生的第三者其实和研究者是一伙的。事实上没有电击。"学生"（故意给出错误答案）假装被电击和受伤。实验的真正意图是了解假借遵守权威的名义，参加者会走多远。在实验结束时（或者是表面上给予了最大强度的电击，或者是作为"老师"的志愿者坚决拒绝继续研究），"学生"同伙走出房间，向"老师"参加者证明他并没有受伤。事后研究者向参加者说明情况，包括隐瞒的信息和研究的真正的目的。在这个说明过程中，参加者通常会说他们只是服从指示，以此说明他们行为的正当性。

"我观察到一个成熟的，起初非常镇定的商人微笑而自信地走进实验室。20分钟之内，他的状况变得糟糕，开始抽搐，变得口吃，很快接近精神崩溃的边缘。"

——Stanley Milgram《屈从权威》

影响

对 Milgram 研究的批评集中于对志愿者造成的心理压力，以及由于存在隐瞒而没有获得真正意义上的知情同意。在涉及人的研究中采用欺瞒的手段，这在今天仍是有争议的。常识和经验告诉我们，人们知不知道他们是在被观察和研究时，他们表现的行为是会有所不同。伦理原则，如《纽伦堡法典》《赫尔辛基宣言》和《贝尔蒙报告》，都强调在被告知、理解和自主决定的基础上获得受试者同意的重要性。联邦法规对于在研究中对受试者隐瞒信息有特别的规定，只有在某些特定的条件下，并获得机构审查委员会（institutional review board, IRB；伦理委员会 [1]）批准的情况下，才可隐瞒信息。

由于这项研究以及其他一些有问题的行为，联邦法特别要求研究者和伦理委员会不仅要考虑研究可能导致的生理伤害，还需要考虑心理、社会、法律和经济方面的伤害。

从该研究中获得的另一个启示与今天的知情同意过程有关。Milgram 研究所展示的服从权威的现象真实存在。在许多研究中，研究者（或者其他获取知情同意的人）相对于患者而言具有权威性和更高的权力。这种对权威的服从反应，尤其是混合了通常的信任感时，会引起诸多质疑，不能确定同意的决定是否是真实意愿的表达。在医疗环境下，以及在师生关系、雇主 – 雇员关系的情况下，尤其需要关注是否是真正同意参与研究。

> 存在欺瞒就无法获得真正的知情同意。

沙利度胺悲剧

背景

沙利度胺于 20 世纪 50 年代末作为镇静剂在欧洲获批上市。尽管未获得 FDA 的批准，制药商向美国的医生提供"样品"并支付报酬，在患者身上试用以查看其安全性和有效性，并将其随意定名为"研究"。这在当时是普遍的一种做法。尽管沙利度胺对母亲无害，但截止到 1961 年，在欧洲、加拿大和在美国的小范围内均发现沙利度胺对于孕早期的胎儿极度有害。它影响到胎儿血管的正常发育，尤其是影响到四肢的发育。基于药物的致畸作用，全世界都已禁用沙利度胺作为镇静剂。（注：2006 年沙利度胺被批准治疗多发性骨髓瘤，但是因为药物的致畸作用，FDA 通过强制注册的措施严格控制它在美国的销售。）

沙利度胺听证会及影响

美国参议院中的反垄断小组委员会，在 1959—1962 年对制药企业的

---

1 本书统称为"伦理委员会"。

商业活动召开了听证会。来自田纳西的参议员 Estes Kefauver 担任当时的主席，在他的要求下，其他两个隶属于国会的小组委员会参加了沙利度胺事件的听证会，一个由 Emanuel Celler 代表担任主席，另一个由 Hubert Humphrey 议员担任主席。在听证会上，来自约翰·霍普金斯大学的 Helen B. Taussig 医生播放了沙利度胺造成先天畸形的幻灯片。那些畸形的、没有四肢的婴儿照片引发人们对实验性药物测试流程的质疑。来自 FDA 的官员 Dr.Frances O. Kelsey 在听证会上作证，没有予以批准沙利度胺的原因就是对其安全性的担忧和对药物试验的质疑。听证会上发现许多服用未获批准药物的患者既没有被告知这是试验药，也没有征求他们的同意。

这三个委员会针对公众对于研究实践的关注，促成 1962 年通过了食品、药品和化妆品法案的修正案（有时也被称为 Kefauver-Harris 修正案）。纽约参议员 Jacob Javits 在法案上增加了规定，要求征得接受试验药物患者的知情同意。这是美国第一部要求研究者告知患者所用的是试验药物，并且在开始试验之前获得知情同意的法案。众议员 Richard Harris 于 1964 年写了一本书介绍法案通过的过程。出于对 Kefauver 的坚韧、勇气和公共精神的敬意，那本书用"真正的声音"指代那些在国家立法中被听到的公众声音。

1963 年 2 月，FDA 制定了有关知情同意的法规，但它允许宽泛的知情同意豁免。针对仍然存在的，没有恰当地获得知情同意的这个问题，1966 年法规进行了改写，明确除了紧急状况或儿童的试验性治疗等类似的情况外，研究都需要获得知情同意。

关于黑人男性未经治疗的梅毒研究

背景

20 世纪初治疗梅毒的方法非常粗糙，是用含有重金属（汞和砷）的混合物进行治疗。这些物质对人体有很强的毒性，疗程需要一年甚至更长。治疗产生的严重反应，包括死亡，都很常见。有证据发现，接受治疗的患者比不接受治疗的患者生存期更短。

美国公共卫生署，即疾病预防控制中心的前身，设计了一项研究，调查不进行疾病治疗的影响，验证建立梅毒治疗计划的必要性。这项研究本来是源于对少数族群健康问题的关注。美国公共卫生署是促进偏远地区医疗水平提高的主要力量。亚拉巴马州的 Macon 县被选作这个项目的试验点，因为先前的流行病学调查发现，这里是疾病的高发区。因而就在此地展开了这项针对未经治疗的黑人男性梅毒患者的 Tuskegee 研究。为确保获得黑人患者的合作，黑人医生的参与被认为是至关重要的。之所以选择了 Tuskegee 学院和它的 John A. Andrew 医院，就是考虑到他们在当地社区中的信誉度。一名在 Tuskegee 学院接受过训练的当地护士被录用为派往现场的代表。这个项目原计划在评估疾病对健康的影响后即宣告结束。

起初并没有计划会长期拒绝向患者提供任何治疗。研究招募了 200 ~ 300 名年龄大于 25 岁的黑人男性梅毒患者。研究者对他们进行全身体格检查，详细询问病史，并随访观察 6 ~ 8 个月。在此期间，不予以治疗。这个研究项目显示，即便研究者非常有能力，而且有着良好的初衷，但如果他们不去识别和审视存在的伦理问题以及他们行为的后果，他们也会遇到问题。

实验

1932 年 10 月，研究项目寻找合适的志愿者并以提供免费检查和医疗鼓励他们参加研究。志愿者并没有被告知他们的患病情况，也没有被告知这项研究对个人而言是没有获益的。1933 年 5 月，对志愿者进行了非治疗性的脊髓穿刺并计划终止研究，但研究的第二阶段即后续研究又在 1933 年下半年开始了。这个阶段采用新的流程以加强研究的科学有效性，并获得更多的信息。研究纳入 200 名黑人作为对照组，并对死亡患者进行尸检。同样按照先前的做法，这些志愿者和原先的志愿者一样也没有被告知研究的目的，只是说"政府的医生"检查人们有没有"坏血"。

每年都有新的医生被派往亚拉巴马州执行特殊任务，进行"会战"和医学检查。研究程序好似例行公事一样持续进行，而没有任何人去探究或理解项目可能出现的后果。很多参加巡诊的医生后来都在公共卫生署或疾病预防控制中心担任要职。

在 1943 年，青霉素被认为是可治愈梅毒的药物。然而在第二次世界大战期间，为了不让那些参加梅毒研究的患者接受治疗，项目组与地方征兵局达成协议豁免他们被征召入伍。到了 1951 年，作为治疗梅毒有效药物的青霉素已随处可见，但仍不给那些参与研究的患者使用。

实际上，青霉素的治疗作用被研究者们认为是继续这项研究的理由。因为这样一来，这个研究就成了"时不再来"的科学机遇。研究者不仅没有考虑到任何伦理问题，恐怕连为患者提供一些最低限度治疗的念头都没有。《纽伦堡法典》的发布以及它所规定的必须获得知情同意和避免伤害等要求对这项研究没有任何影响。1964 年面世的《赫尔辛基宣言》提出了大量的伦理要求，但对这项研究也没有产生任何影响。

曝光

　　美联社在 1972 年收到一些信件和其他与研究相关文件的复印件，他们派了一位调查记者 Jean Heller 前去调查情况。她最好的信息来源是疾病预防控制中心。这个研究从未被隐瞒。已发表了好几篇关于这项研究的文章，疾病控制中心的官员们非常坦率地谈论这项研究。Heller 撰写的故事于 1972 年 7 月 25 日刊登于纽约时报和华盛顿星报上。

　　公众对梅毒研究的反应非常强烈。来自亚拉巴马州的美国议员 James B. Allen 谴责梅毒研究令人震惊，"令公正和仁慈的美国精神蒙羞"。美国公共卫生署参与了研究这一事实尤其令人痛苦，因为他们不但没有保护公民的安全，反而利用他们来做研究。有人认为这项研究存在着种族歧视。另有人相信社会阶级才是问题的关键。也就是说，不管什么种族，总是那些贫穷的人们才处于风险之中，因为那时他们在多数医学实验中占有很大的比例。

　　1972 年 7 月 27 日的亚特兰大宪政报发表了一篇文章："有时，出于一片好心，科学家们、官员们和那些本应致力于我们的共同利益的人忘记了人毕竟是人。他们全身心地投入计划、项目、试验、数据，关注抽象的东西，以至于将患者完全当做实验对象，好比是纸上的符号、数学公式里的数字，或是科学研究中没有生命的物体……"。许多人认为需要保护人们免受试验的伤害，免受那些罔顾人类价值的科学家们的伤害。

　　有鉴于梅毒研究和其他一些暴露出的丑闻，数个用以规范研究行为的议案被提交到了国会。在 1973 年 2 月至 3 月间，参议员 Edward Kennedy 主持了针对涉及人类研究的听证会。1973 年 3 月，梅毒研究被终止并向患者提供了必要的治疗。1973 年 4 月，疾病预防控制中心告知那些幸存者，政府将支付他们余生的所有医疗费用。1975 年，政府将治疗扩展到那些患者的被传染了梅毒的妻子以及他们患先天梅毒的孩子。直到今天仍在继续支付相关的费用。1997 年，在白宫的一个正式仪式上，比尔·克林顿（Bill

Clinton）总统向参与研究的患者和他们的家庭公开致歉，并再次强调研究伦理的重要性。

1974 年，国会通过了《国家研究法案》。法案要求保护人类患者的法规中必须包括知情同意和机构伦理委员会对研究的审查。它同时建立了生物医学和行为学研究受试者保护国家委员会。1979 年，委员会发表了《贝尔蒙报告》，它所阐述的伦理原则成为受试者保护相关联邦法规的基石。

基于贝尔蒙原则，1981 年美国卫生与公共服务部（United States Department of Health and Human Services, DHHS/HHS）和 FDA 发布了意见一致的法规。法规要求伦理委员会的成员由具有广泛背景和能代表公众态度的人们担任。法规要求获得受试者的知情同意，并规定了明确的告知要素。经过几年的谈判和协调，17 个联邦部门和机构同意接受保护受试者的基本规定。这些规定发表于 1991 年，被称为《通则》（the Common Rule)[1]。因此，从本质上说，所有联邦资助的研究被一套共同的法规所监管，这套法规就是源自《国家研究法案》和梅毒研究。联邦法规 45 CFR 46 的 A 部分就是《通则》。总共 15 个政府实体，包括美国卫生与公共服务部（DHHS）、美国国家科学基金会（National Science Foundation, NSF）和美国国防部（Department of Defense, DOD），都在他们各自的法规中表示认同《通则》。

人体放射实验

背景

1993 年 11 月，阿尔伯克基论坛报发表了一系列署名为 Eileen Welsome 的文章，揭露在政府的资助下，一些主要高等学府的研究者在不知情的患者身上注射放射性元素钚以研究原子弹的效果。同月，国会的一篇报告描述了核基地为进行政府实验故意向环境中释放放射物质的 13 起案件。

这些披露的信息引发人们关注联邦法律和法规是否足以起到保护作用。1994 年 1 月，克林顿总统成立了人体放射实验顾问委员会（Advisory Committee on Human Radiation Experiments, ACHRE），对人体放射实验进

---

1 译者注：《通则》自颁布以来经多次修订，最近一次修订是 2018 年 6 月 19 日，详见 https://www.ecfr.gov/cgi-bin/retrieveECFR?gp=&SID=83cd09e1c0f5c6937cd9d7513160fc3f&pitd=20180719&n=pt 45.1.46&r=PART&ty=HTML。

行调查，从而确定这些事件的伦理和科学标准。克林顿总统在 1995 年接受了该委员会的总结报告之后，命令成立美国国家生物伦理顾问委员会（National Bioethics Advisory Commission, NBAC），审查人体实验，并对各种类型的研究主题和法规提出建议。

实验

顾问委员会发现，在 1944—1974 年间，有几千个政府资助的人体放射实验，和数百次故意从核基地释放放射性物质。许多著名的、受人尊敬的研究者和研究机构开展了这些研究。他们或是没有考虑过伦理的含义，或是为了科学的追求和国家利益而放弃其患者的利益。其他的研究也并非有益于健康。

进行"曼哈顿计划"注射放射性元素钚的实验，其目的是国家安全、获得安全数据以保护核武器工人的健康和安全。今天的核工业仍旧在使用这些结果。其中一项试验对超过 100 名囚犯进行了非治疗性睾丸照射。将近 3 000 名军人成为与原子弹试验相关的试验对象，有的并不知情。大约 2 000 名癌症患者接受了全身照射，其目的完全是为了解决研发和使用原子武器过程中出现的问题。原子能委员会在 1974 年进行的审查中发现，在 1945—1947 年间，18 名接受钚注射的受试者中，只有一名有知情同意。

人体放射实验顾问委员会发现了 81 个在儿童身上进行的放射研究。尽管相对于成人来说，儿童更容易受到低剂量放射的伤害，幸运的是，试验中的放射线暴露剂量非常低，可能不足以对这些儿童造成身体上的伤害。

反响

除了对上述提及的研究进行调查，人体放射实验顾问委员会的报告也讨论了研究伦理的历史进程，研判了现行法规的实施和解读中所遇到的问题。显而易见，在冷战时期开展的放射性实验中，《纽伦堡法典》和其后的《赫尔辛基宣言》完全被无视。当时某些知情同意书晦涩难懂，没有提供充分的信息，或是误导受试者。在那些涉及预后不良患者的研究中，其知情同意书尤使顾问委员会成员备感困扰。那些患者如此脆弱而很容易受到伤害，且常常不能区别治疗和研究之间的关系。这种情况常被称为"误为治疗"。知情同意书中不恰当地使用"治疗"一词也引起了关注，尤其是出现在新药 I 期试验中。I 期试验旨在发现毒性和最大耐受剂量，而非治疗已知疾病。

人体放射实验顾问委员会也发现，与研究计划书和／或研究方案相比，知情同意书常常夸大研究的获益和治疗的可能性。这些夸大的陈述利用了患者希望获得治疗的心理和志愿者的利他精神，会不恰当地诱导受试者参加研究。调查还发现，知情同意书没能始终说明受试者若停止标准治疗，接受试验干预时所面临的风险。他们发现知情同意书常很少提及参加试验对受试者的日常生活或生活质量带来的影响。通常在研究文件中，相关心理风险和参加试验可能带来的经济支出也未得以充分讨论。

报告的最后部分提出了建议，包括如何更好地确保研究者们的行为与患者的利益和权利保持一致，并与医学和科学伦理最高标准保持一致。建议明确要求，研究团体有必要将研究伦理作为科学进程中的核心价值。因为科学的未来在很大程度上取决于公众的广泛支持和信任，科学家们必须洞悉他们对受试者的责任，科学领袖们对伦理的重视必须等同于对科学的重视。人体放射实验顾问委员会呼吁以伦理为中心，代表了受试者保护持续发展进程中重要的一步。

> "研究团体有必要将研究伦理作为科学进程中的核心价值。"
> ——美国国家生物伦理顾问委员会

当"美国国家生物伦理顾问委员会"章程在 2001 年失效时，乔治·布什（George W. Bush）总统任命了"生物伦理总统委员会"，之后是 2009 年巴拉克·奥巴马（Barack Obama）总统任命了"生物伦理问题研究总统委员会"。这些组织和他们的前任一样，关注国家层面的讨论，推动人体研究领域的伦理思辨。

宾夕法尼亚大学转基因实验

1999 年，一名 18 岁的受试者在一次转基因试验中死亡。这项研究是在宾夕法尼亚大学人类基因治疗研究所实施的。研究中所使用的技术为一家私人发起的公司所拥有，而主要研究者和大学都持有该公司股份。这名年轻的受试者名字叫 Jesse Gelsinger。

Jesse 的父亲 Paul Gelsinger 刚开始时为宾夕法尼亚大学和研究者进行辩护。但是随着更多的研究信息浮出水面，Paul Gelsinger 由最初的辩护转为愤怒，因为他们的信任被滥用。这项研究给我们提出很多问题，也给了我们很多启示。包括知情同意、研究设计、受试者权益的保护、遵从方案，以及对研究机构和研究者的激励和影响等等各个方面。最后一个问题——利益冲突，成为研究团体反响中最为强烈的问题。

为回应围绕这个事件的负面报道和西雅图时报对 Fred Hutchinson 癌症中心（研究中心和研究者都存在利益冲突问题）肿瘤研究的曝光，一些团体发表了对针对利益冲突的指导原则和声明。美国医学院协会和美国大学协会都成立了全国工作组，并发表了指南文件，指出机构为避免和减少研究者利益冲突的影响应采取的措施。他们担心，人们想当然认为研究者可能受到诸如名誉和金钱等其他利益的影响而忽视受试者的权益，这种印象的本身就会极大削弱公众对研究者和研究机构的信任。

2004 年，DHHS 发布了"涉及人的研究中经济关系及利益问题"的最终指南。该指南旨在通过帮助研究机构管理、降低或消除研究项目的利益冲突，促进研究的客观公正。当研究机构、伦理委员会和研究者考虑到潜在的经济利益冲突时，他们可以参考指导原则中的机制对利益冲突进行管理。机制包括：

- 将研究机构开展研究的责任与研究机构的经济利益管理责任相互独立。
- 设立利益冲突委员会（conflict of interest committees, COIC）并制定规程管理研究中的利益冲突，或指定其他团体或个人完成这一职责。
- 使用独立第三方来管理研究机构的经济利益。
- 确认现行管理利益冲突的措施是否足以保护人类志愿者的权利和福祉，是否需要采取其他措施减少对志愿者的风险。
- 决定需要告知研究志愿者有关研究资金来源和经济利益信息的种类、数量和详尽程度。
- 如果存在潜在或实际的经济利益冲突时，采用特殊的措施调整知情同意过程。

Edward Kennedy，这位主持了 1973 年梅毒研究听证会，并促使 1974 年《国家研究法案》颁布的参议员与 Bill Frist 参议员（一名医生），认识到这些指导原则和自发的改正措施可能不充分。他们在 2002 年春天共同主持了听证会，再次检视受试者保护的问题。美国国家生物伦理顾问委员会详尽报告了加强并改变研究志愿者保护的措施。与此同时，由国会女议员 Diana DeGette 提议的平行立法促使新的和／或修订的受试者保护法律法规出台。比如，伦理委员会若审查 FDA 监管下的研究项目，其必须在 DHHS 维护的网站上注册。而且不良事件的报告要求也有所改变。FDA 也发布了许多的指导文件，解释了其对于目前人体研究方面的一些思考。许多内容将在这本书中作详尽讨论。

尽管颁布了越来越多的法规，尽管对受试者保护的认识不断提高，临床试验中的问题时至今日仍然存在。TeGenero 试验就是一个例子。

TeGenero Ⅰ期试验

2006 年，TGN1412 的首次人体 Ⅰ 期临床试验在英格兰开展。负责实施这项研究的是 PAREXEL，一家大规模的合同研究组织。申办方是研发该化合物的 TeGenero Immuno Therapeutics 公司。该化合物是一种免疫调节药物，最初是想用来治疗 B 细胞慢性淋巴细胞白血病和类风湿性关节炎。健康志愿者被招募参加试验，并会收到一定的报酬。试验是双盲、随机、安慰剂对照研究。8 名受试者接受第一剂给药，其中 6 名受试者接受较低剂量的试验药品，2 名受试者接受安慰剂。接受试验药品的 6 名受试者皆为男性，年龄 19 ~ 34 岁，均无重要疾病史，在试验前的 2 周身体状况良好。在最后一名受试者给药后不久，第一名接受试验药品的受试者出现了严重的问题。不久，其余接受试验药品的受试者也都出现了不适，呕吐并主诉有剧痛。所有 6 名受试者全部因急重症被立即收治入院，其中 4 名出现了多器官功能障碍。万幸的是 6 人最终得以出院。

英国药品和医疗保健产品管理机构（Medicines and Healthcare Products Regulatory Agency, MHRA）对上述情况进行了调查。他们发现 TeGenero 的临床前研究，包括动物实验，没有任何缺陷，PAREXEL 的记录和流程也并然有序（包括剂量的测定和给药）；MHRA 认为他们的行为不是造成严重不良事件的原因。有关流程唯一能提出的问题是给药时间。尽管计划是每个受试者的给药间隔时间是 10 分钟，但看上去实际情况是明显不到 10 分钟的间隔。如果在 6 名受试者的给药过程中，间隔能更长些的话，情况很可能会好很多。因为这样一来，可以有时间观察到第一个受试者给药后的不良反应。

　　问题出在哪里？MHRA 的结论是受试者发生不良反应的最大可能是试验药品在人体发生了无法预料的生物作用。当一个新的化合物在人体进行第一次试验时，永远无法知道是否会发生非预期的问题。严格的控制和严密的监查至关重要；这种情况下，如果能够在第一个受试者给药后等上几个小时，剩下的几名受试者就根本不可能再继续给药了。

　　这个试验药品的研发被停止了，申办方就此停业。

总结

　　在以人为研究对象的工作中，研究者们承担着最根本的伦理责任。由于社会的信任，他们拥有用人做研究以促进科学进步的特权。作为回报，社会期望研究者尊重研究志愿者。然而不幸的是，正像历史事件所显示的那样，一些科学家仍旧将对科学的追求、对个人名利的追逐置于对基本人权的尊重之上。即便是小部分研究者漠视伦理基本原则，整个研究团体也将为此付出代价。依从保护受试者的规范，不应被视作因法规要求而不得不做的事，而应被视为"正确的事"，因为这有助于保护受试者的权利和福祉，并维护公众对研究的信任。

参考文献

1. Examples are the congressional *General Accounting Office (GAO) Report on Human Subject Research (1994); the Department of Health and Human Services (DHHS) Report on Institutional Review Boards (1998); Research Involving Subjects with Disorders that May Affect Decision-making Capacity: a draft report of the President's National Bioethics Advisory Commission (NBAC); Third Report of the [Maryland] Attorney General's Research Working Group;* and the *1998 New York State Department of Health (NYS-DH) report on human subjects in research.*

2. The Tuskegee Study of Untreated Syphilis in the Negro Male has been most commonly called the Tuskegee Study. Due to concern for the negative connotations for the Tuskegee Institute, some are calling for a change in the shorthand name. Therefore, this manual will use the term "The Syphilis Study."

第 2 章
伦理原则及联邦法规

通过学习本章，读者将能够：
- 描述有关人类受试者保护的联邦法规与《贝尔蒙报告》的相关性。
- 确定哪些人是弱势群体并知晓何种情况下需要格外敏感细心。
- 定义知情同意，并描述有效知情同意的三个组成部分。
- 描述伦理委员会的目标和功能。
- 定义科学不端行为，并描述如何报告此类行为。

引言

在过去的五十多年里，人类受试者研究的伦理规范和联邦法规不断发展。专业协会和国际组织制定并形成了涉及人类志愿者研究的伦理准则。本章侧重于美国联邦法规，因为这些法规被视作研究行为的标准。遵守联邦法规的要求以保护研究受试者的权利和福祉，甚至对于非联邦资助 / 监管的研究也是一样。大多数研究机构要求，无论基金的来源如何，所有的研究都要遵守联邦法规。

贝尔蒙报告

1974 年国会通过了《国家研究法案》。该法案创建了涉及人的生物医学及行为学研究受试者保护国家委员会。该国家委员会撰写的保护人类受试者研究的伦理准则和指南（通常称为"《贝尔蒙报告》"），于 1979 年在《联邦公报》出版。该报告是联邦法规保护人类受试者所依据的伦理原则基石。《贝尔蒙报告》参见附录 B，建议所有参与研究工作的人都进行阅读。

> 《贝尔蒙报告》中包含了联邦法规保护人类受试者所依据的伦理原则。

　　《贝尔蒙报告》开篇即指出："科学研究产生了巨大的社会效益。这其中也有一些令人不安的伦理问题。生物医学试验中侵害人类受试者的报道等问题，已引起公众的注意。"由此，为指导研究者，制定了国家和州的法律法规以及国际准则和职业准则。这些规则基于比较广泛的伦理原则，这些原则为评价人类的行为提供了一个分析框架。《贝尔蒙报告》描述了涉及人类受试者研究伦理的三个基本原则：尊重个人、善行和公平。

《贝尔蒙报告》的基本原则

> 《贝尔蒙报告》的基本原则
> 1. 尊重个人
> 2. 善行
> 3. 公平

1. 尊重个人

　　《贝尔蒙报告》指出："尊重个人包含至少两个道德信条：第一，个人享有自主决定权；第二，自主决定能力下降的人要得到保护。尊重个人的原则因此分成两个独立的道德要求：承认自主决定权及保护自主决定能力下降的个人。"

> 尊重个人的原则体现在知情同意的过程中。

弱势群体

　　根据定义，"弱势群体"可能包含一些自主决定能力受限的人（即：他们不能充分地领会或自由地参与知情同意过程）。这样的群体包括儿童、患有痴呆和其他认知障碍导致精神上无行为能力的人，以及囚犯。当开展的研究涉及这些人群的时候，应给予特别考虑。在怀孕期间孕妇有额外的健康问题，并需要避免对胎儿构成不必要的风险，因此法规也认为孕妇是弱势群体。许多机构还将老年人、身患绝症的住院患者、学生和雇员纳入弱势群体的范畴，这些人都值得研究者和伦理委员会（Institutional Review Board, IRB）给予特别关注。

> 弱势群体包括一些自主决定能力受限的人，他们不能充分地参与知情同意过程。

囚犯　人类受试者保护相关法规对涉及囚犯的研究做出特别规定。被监禁人遭受真正的胁迫（以武力相威胁）和不当影响的风险更大。应特别关注涉及囚犯的研究，确保：

- 囚犯因参与研究所获任何潜在的益处都不能干扰其权衡风险，做出自愿选择（如：是否参与研究将不会影响假释的决定）。
- 参与研究的风险可为非囚犯受试者所接受。
- 在监狱系统中选择受试者的方式保持公平。
- 如果需要的话，可提供充分的后续照料。

儿童　在法律上，儿童还未能达到让其自己对研究或治疗做出同意决定的年龄。对于涉及儿童的研究，有额外的监管保护法规。根据这些法规，一些豁免类别被认为不适用于涉及儿童的研究。适用于成人受试者，但并不适用于儿童的研究豁免类别，包括使用调查、问卷或访谈程序以及参与式的观察研究。这是因为相较于成人而言，儿童更易放松警惕，信息可能被不适当地泄露。

不能由他人给出同意参与研究的意见，只有其个人才能为自己提供知情同意。父母或监护人，可以对自己的孩子参加一项研究提供"许可"。此外，在某种程度上，他们应该能够询问儿童自己的意愿或"赞同"来参加研究。根据儿童自身发育水平，必须提供相应的研究信息，以便他们能够理解对他们的要求。联邦法规将未成年人受试者的"赞同"（同意）加法定监护人父母的"许可"视作可充分替代知情同意。

必须有充分的规定，用于获得儿童的赞同，那些儿童能够表达有意义的同意意见。该过程必须与研究相适应，也必须适合儿童的年龄、心智发育程度和心理状态。但如果儿童患有危及生命的疾病被纳入预期能获得直接受益的"开放性治疗方案"中，这种赞同的获取可以例外。在这种情况下，获得父母的许可即可，但仍鼓励取得未成年受试者的理解。

是否获取未成年人赞同和父母许可的相关文件，也取决于研究的性质和儿童的心智发育程度。对于涉及非常年幼的儿童（学龄前及更年幼）的研究，通常需要只获取父母的许可。对青少年来说，未成年人和父母签署同一份知情同意书就足够了。而对于年龄在 7 岁到 12 岁之间的儿童，则通常建议使用两份同意书。一份符合儿童理解水平（如：作为口头报告或阅读的一个"脚本"），而另一份更详细的知情同意书则便于父母理解和签署。

在学校进行的研究　除了联邦政府有关儿童的法规外，在学校进行研究的研究者还应当知晓监管这些研究和信息披露的法规。有两个法规适用于在学校进行的研究。一个是《家庭教育权利及隐私法案》（Family Educational Rights and Privacy Act, FERPA），另一个是《保护学生权利修正案》（Protection of Pupil Rights Amendment, PPRA）。

《家庭教育权利及隐私法案》定义了在审查、修改和披露教育记录时，学生和家长的权益。除非涉及治疗、传讯、教育或经济援助，否则该法案会要求披露含有个人可识别信息的学生教育记录时必须获得书面许可。研究者如希望查阅学生的有关记录，且数据可链接到其身份识别信息，则必须获得其父母的许可。

在学校进行的调查研究需遵从《保护学生权利修正案》。该法律指出，调查、问卷调查和指导材料可以被家长或监护人检查，而未成年人参加涉及以下信息的调查研究时，必须获得父母的准许：

- 政治背景。
- 精神心理问题。
- 收入。
- 性行为和态度。
- 非法的、反社会、自我控告和卑劣的行为。
- 对有亲密关系家庭成员的评论。
- 法律认可的享有特权的关系（如：律师、医生、牧师）。

下级人员　大学生、雇员及其他处于从属地位或权利 / 地位较低的人员，易受不当影响而被利用，从而在知情同意的过程中妨碍其做出自由选择。伦理委员会和研究者应该仔细考虑如何保护雇员和学生的自主决定权和机密。不得让雇员因害怕失去工作、推迟晋升或来自上级的其他影响而被迫参与研究。对于学生受试者，研究者应该考虑以下内容：

- 如果参加研究授予学分的话，那么要有同等学分的活动可供选择，且比起参加研究不会有更多的负担。
- 有关参与课程相关研究的政策必须清晰易懂。
- 对受试者的奖励不应存在不当影响。
- 学生受试者必须有拒绝参加研究的能力。
- 应当维护个人所披露信息的机密性。

决定能力障碍　对于有精神障碍的人，人类受试者保护相关法规目前还没有特殊规定。这些弱势群体可能包括患有精神疾病、神经系统疾病、药物滥用和各种代谢紊乱的人。甚至当人遭受巨大的情绪上和身体上的压力时，也可能会削弱其决策的能力。决策能力受损的程度可以从判断力欠佳到明显昏迷。美国国家生物伦理顾问委员会（NBAC）和一些州已经仔细研究这个问题，并发布了建议规则。

在有联邦法规之前，大多数研究者和伦理委员会选择综合应用卫生与公共服务部（DHHS）对儿童和囚犯特别保护的法规。作为儿童，其中一些人可能无法提供知情同意。综合法定代理人的"许可"和受试者的"赞同"意见可替代知情同意。见证知情同意过程，定期再获知情同意和对理解程度进行正式核查，可作为额外保护措施。涉及这个群体研究的特殊考量包括要确保：

- 参与研究的风险可为普通受试者所接受。
- 受试者的选择是公平的。
- 根据预期的能力，知情同意的信息是能够被理解的。
- 提供充分的后续跟踪随访。

知情同意

《贝尔蒙报告》告诉我们："尊重个人的原则要求根据受试者的能力，向他们提供机会，选择是否参与某项试验。"知情同意不只是一份表格或签名，而是一个信息交换的过程，包括受试者招募材料、口头说明、书面材料、问答部分和签署知情同意文件。《贝尔蒙报告》指出："同意过程应包括三个要素：信息、理解及自愿。"该报告将这些要素视为伦理要求。

知情同意过程：
- 信息
- 理解
- 自愿

知情同意是预期的受试者和研究者之间信息交换的一个过程，其发生在研究前、研究中，甚至有时在研究结束后。

信息

大多数的研究规范确立了应公开的具体事项，旨在确保受试者获知足够的信息。这些事项大多包括：研究步骤，研究目的，风险和预期受益，可选择的其他治疗（当涉及治疗时），以及声明受试者有机会提问题，且可在任何时候退出试验。研究者应把这些事项视为必须告知的内容，但其实对于做到充分知情同意，这些还往往不够。

在研究步骤开始之前，每位受试者都应自由地给出知情同意。

为判断应提供多少信息以及何种信息，我们应当引入一个"理性受试者"的标准。这意味着信息的范围和性质应能使一个理性的人根据这些信息足以决定是否参与研究。《贝尔蒙报告》指出："即使有预期的直接受益，受试者应清楚地意识到风险的大小及参加试验是一种自愿行为。"

关于信息的欺瞒和不完全公开，《贝尔蒙报告》指出："所有涉及信息不完全公开的研究只有在以下情况才是正当的，需明确：①不完全公开对于达到研究的目标是必需的；②向受试者隐瞒的风险不大于最小风险；以及③有相应完备的计划，在研究结束后向受试者做出事后说明，并告知研究结果。绝对不能为了想得到受试者的合作而隐瞒有关风险的信息，应对受试者所提出的有关试验的问题做出如实回答。公开信息在有些情况下会破坏研究设计或使试验失效，而在另一些情况下则只是给研究者带来不便，应谨慎区分这两种情况。"

理解

"传达信息的方式和环境与信息本身同样重要。比如：传达信息匆忙而杂乱无章，给很少时间思考，或者缩减提问的机会，都可能对受试者知情选择的能力构成负面影响。"《贝尔蒙报告》做出以上解释。

"因为受试者的理解力是智力、理性、心智发育和语言能力的综合体现，应该根据受试者对信息的理解能力来选取传达信息的方式。"研究者应该鼓励提问。研究者应该尽一切努力，以确保受试者理解这些信息，应努力探究未解决问题，而不仅仅是让受试者解除疑虑，同意参加这项研究。受试者能在研究前、研究进行中、研究结束后的任何时间自由提问。

报告指出："当受试者的理解力严重受限时，如心智不成熟或精神残疾的情况下，可能需要制定特殊规定。然而基于尊重的原则，即使对这些人，也应在其能力范围内，给予他们机会选择是否参加研究。"除了这种"赞同"的过程，"尊重的原则也要求寻求其他第三方的许可，以保护这些受试者免遭伤害"。

自愿

只有自愿做出同意参加研究的决定，才构成有效同意。知情同意的这一要素要求毫无胁迫及不当影响。胁迫是指某人为了让对方就范而对他进行蓄意恐吓。相反，不当影响则是指为了使对方依从而采用过度的、无保证的、不适当或不合适的奖赏（受益）或其他手段。研究者应确保获得的知情同意的环境（情境）没有不当影响。受试者必须知道，他们可以拒绝参加研究，可以在研究开始后的任何时候退出研究。

2. 善行

根据《贝尔蒙报告》："对待他人是否道德不仅在于尊重他的决定及保护他免遭伤害，还在于尽力确保他的福祉……这两条基本规则是对善行行为的补充表达：①无伤害；②可能的受益最大化，潜在的伤害最小化。"

"善行是每个研究者和社会的共同责任……涉及儿童的研究项目若旨在有效地治疗儿科疾病促进他们健康成长——即使个体研究受试者并没有直接受益。这样的受益使得这类研究可以接受。"善行原则体现在法规中则是要求进行风险 / 受益评估。

风险和受益评估

《贝尔蒙报告》指出："风险和受益评估……既是收集关于计划中的研究项目全面系统信息的机会，同样也是我们的责任。对研究者而言，这是一个检验研究项目设计是否合理的手段。对审查委员会而言，这是一个判断受试者潜在危险是否合理的方法。对未来的受试者来说，评估将有助于他们做出是否参与试验的决定。"

《贝尔蒙报告》进一步指出："风险指的是伤害产生的可能性……既指经历伤害的概率（可能性），又指预计伤害的程度（严重性）。研究中的"受益"指的是对健康和福利有益的东西……因此，所谓风险/受益评估关注的是潜在伤害的严重性和可能性，以及预期的受益。尽管对受试者来说，最有可能带来的伤害是精神与身体所遭受的痛苦和损害，但也不能忽视其他种类的伤害"。除了小部分研究，大多数的研究是社会受益，而对个体研究受试者并无益处。通常，如何权衡研究受试者承担的个人风险与潜在的社会受益，是研究中一个重要的伦理难题。

根据《贝尔蒙报告》："研究带来的风险及受益会影响受试者本人、他们的家庭以及整个社会（或社会的特殊群体）……善行……要求我们保护受试者免遭伤害，并避免使其失去可能从研究结果中获得的受益。"

> 善行的原则应用于风险/受益评估之中。

3. 公平

公平的原则要求公平分配。《贝尔蒙报告》指出："无故拒绝应受益者或给予不当负担会导致不公平……例如：应该仔细检查对受试者的选择，以确定是否某些阶层（例如：享受疾病补贴的患者，特别种族或少数民族，收容人员）被有组织地选出，只是因为他们容易被利用或易于操控……。"《贝尔蒙报告》还指出："公平要求……研究不应不恰当地纳入那些不可能从研究成果中获益的人群。"这一原则也要求研究纳入不同种族/群体，使他们也可以从研究结果中获益。在法规中，公平原则要求对选择受试者的程序和这些程序的结果进行审查。

受试者的选择

公平在两个层次上与研究受试者的选择有关：社会和个人。在公平选择个体受试者方面要求研究者体现出公平性。公平原则要求在纳入和排除标准方面体现公平。研究者和伦理委员会必须考虑受试者选择的问题，包括鼓励联邦机构提高妇女、儿童和少数民族的招募率。"社会公平要求区分哪些人群应该或不应该参加一项特定的试验，这一区分应基于承受负担的能力……以及对已有负担的人们再增加负担是否恰当。……某些群体，像少数民族、经济地位低下的、病重的、被收容的……由于他们依赖他人的状况以及他们自由同意的能力常常受限……应该对他们进行保护，防止仅仅是由于行政上的便利或由于他们的病痛或社会经济情况易被操控，而将其纳入研究。"研究不应利用缺乏基本社会权利者而使特权阶层获益。公平原则应用于研究受试者的选择。

联邦法规

人类受试者保护法规

联邦法规直接来源于上面所讨论的伦理原则。1991 年，17 个联邦部门和机构采取一套共同的规则，被称为《通则》，以管理由联邦政府资助的涉及人类受试者的研究。《通则》衍生于美国卫生与公共服务部（DHHS）保护人类受试者法规四个子部的第一部分。这些法规始于 1981 年，他们和美国 FDA 人类受试者保护的法规一起发布，以响应 1974 年的国家研究法案和1979 年有关研究伦理的《贝尔蒙报告》。《通则》对这些联邦机构实施或资助的研究进行监管。其相当于美国 FDA 人类受试者保护法规对药物、生物制剂和器械的研究进行监管，无论其是否有申办者。《通则》建立了三条主要的保护机制：由伦理委员会（IRB）审查研究，要求有受试者的知情同意以及机构保证依法的承诺。

《通则》建立的保护机制：
1. 由伦理委员会审查研究。
2. 受试者知情同意书。
3. 机构保证依法的承诺。

1. 由伦理委员会审查研究

同行科学审查（评议）和独立伦理审查是研究监查体系中的关键组成部分。大多数的研究机构采用同行审查对研究的科学价值和方法进行审查。伦理委员会的目的是对研究进行审查，并确定研究受试者的权利和福祉是否得到充分保护。机构制定政策，确保同行审查和 IRB 审查得以正确实施。即便某研究可豁免联邦法规的监管，但按照机构的政策，却可能要求审查和 / 或确认是否符合豁免条件。研究者提供给同行审查委员会和伦理委员会的文件，必须包含足够的信息以便对其研究的科学性和伦理性做出有效的判断。

伦理委员会有权批准、要求修改后同意或不批准所有研究活动，也包括对已批准的人类研究的任何修改，伦理委员会都有同样的权责。基于受试者的风险等各种因素，伦理委员会决定哪些研究要求比一年一次更为频繁的跟踪审查，决定哪些研究需要确认自审查批准以来没有变化。

- 在人类受试者被纳入研究之前，伦理委员会必须考虑：
  - 受试者的风险；
  - 受试者和其他人的预期受益；
  - 所获知识的重要性；
  - 知情同意的过程。
- 伦理委员会必须立即向相关机构官员、人类研究保护办公室（Office of Human Research Protection, OHRP）、FDA 和联邦政府的任何申办方报告：
  - 对人类受试者的伤害，或对受试者及其他人有非预期的风险；
  - 严重或持续违背法规或伦理委员会要求的行为；
  - 暂停或终止伦理委员会对研究的批准。
- 初始审查、跟踪审查和批准研究必须符合联邦法规。跟踪审查之前，伦理委员会必须收到来自研究者的相关进展报告，包括已有的研究发现。
- 研究者对已批准的人类研究进行修改，须向伦理委员会提出申请。在得到伦理委员会审查和批准之前，更改的研究方案不得启动实施，除非是为消除受试者将要遭受的即刻显见危险。

2. 受试者知情同意书

如《贝尔蒙报告》所述，同意参加研究须基于知情、理解和自愿。这是"同意"的基本伦理和概念性的标志，也是对人的自主决定权的尊重。要求确保获得"合法有效"的同意，是为了在最大程度上保证"同意"是在知情基础上的自主决定。

知情同意书应反映研究的相关信息，并在语言上能够为受试者理解。无论是书面同意，还是口头同意，不应包含要求受试者放弃或看似放弃任何合法权益的内容。同样也不能要求免除或看似免除责任方因疏忽所应承担的责任。专业性的语言应予以去除，或使用平实的语言加以解释。应避免过度乐观的语言（例如"本产品已被广泛和安全地使用"）。知情同意书用来记录最初向受试者介绍的基本信息，并可在研究过程作为受试者的参考资料，也是自愿参加研究的一个书面记录。研究者应向受试者强调保留知情同意书副本作为参考资料的重要性，特别是对于长期和 / 或复杂的研究更是如此。保存在研究记录中的知情同意书原件，需要受试者签名并注明日期。

3. 机构保证依法的承诺

在联邦政府给予资助或签署研究合同前，机构必须与政府签署"依法承诺"文件。这个承诺也被称为《联邦承诺》（Federalwide Assurance, FWA；简称《承诺》）。在承诺中，机构同意遵守联邦法规，并接受《贝尔蒙报告》伦理原则的指导。

人类研究保护办公室（OHRP）是联邦政府内部代表 DHHS 与机构协商相关承诺的办公室，它也监督机构对其《联邦承诺》的依从性。研究机构必须定期更新申请《联邦承诺》，并与 OHRP 商谈其中条款。这可作为一种解决问题的机制，OHRP 可以借此机制解决特定机构涉及人类受试者研究实施过程中所遇到的任何问题。

> 在涉及人类受试者研究的实施方面，《承诺》对机构和其研究者提出了要求。

《联邦承诺》只对联邦资助的研究项目做出要求；然而大多数机构自愿将此类程序和保护受试者措施扩展至机构内实施的所有研究。机构必须具备研究项目实施和审查的条件。《承诺》的一个基本条件是，该机构必须任命一个伦理委员会来监督研究的实施。

> 伦理委员会审查体系是《承诺》所提出的要求。

违反《承诺》行为　在过去的几年中，OHRP 对某些大型研究机构实施了制裁。这些制裁措施包括撤销机构的《承诺》，限制机构《承诺》的内容，甚至暂停机构中联邦研究项目的活动等等。某些情况下，这种暂停持续几天；但在另一些情况下，则整个机构所有的涉及人类受试者的研究项目被叫停数月。

考虑到违反《承诺》的后果，研究者应遵守机构《承诺》中关于审查和批准研究的规章制度；也应根据适用的法规管理人类研究的实施，这些非常重要。

如果 OHRP 确定机构违反了《承诺》中规定的责任义务，则有权终止或暂停它。这意味着，联邦政府资助的研究不得实施，直至恢复《承诺》。通常情况下，机构的《承诺》被暂停或终止，是由于伦理委员会或研究者反复违背和有组织地违背涉及人类受试者研究的要求，此时研究参与者的安全和权益被认为受到威胁。

OHRP 另一个重要的制裁是暂停现有研究项目纳入新的病例。OHRP 也可能对机构实施涉及人类受试者研究的资格做出一定限制，和 / 或要求机构采取整改行动。OHRP 要求机构定期提交整改进度报告并进行实地访查，监管其纠错行为的实施。如果该机构未能实实在在地执行纠错行动，将会面临更严厉的制裁。

OHRP 也有权对研究者个人进行制裁。对研究者个人实施的制裁包括：
• 建议 DHHS 禁止该研究者获得联邦项目基金开展研究。
• 要求该研究者的每项研究均需获得 OHRP 的批准。
• 要求研究者补做培训和教育。
• 对研究者开展研究的资格给予一定的限制（如：要求对研究者进行督导）。

有一系列的机制可引起 OHRP 对特定研究者的注意，包括受试者抱怨。机制之一就是强制要求伦理委员会向 OHRP 报告。联邦法规要求伦理委员会向 OHRP（以及 FDA，视情况而定）报告：
• 任何严重或持续的不依从法规或伦理委员会要求。
• 对研究受试者的任何伤害或非预期问题的风险。
• 伦理委员会任何暂停或终止对研究的批准。

违反《承诺》的责任义务可能会导致：
• 终止或暂停机构的《承诺》
• 暂停或限制正在进行的研究
• 对部门的限制
• 对个人的限制

额外的 FDA 法规和制裁　如前所述，美国 FDA 有保护人类受试者的法规，也是基于《贝尔蒙报告》伦理原则（21 CFR 第 50 和 56）。此外，美国 FDA 有特定的法规约束受 FDA 监管的产品（主要是药物、生物制品和医疗器械）的临床研究方式。这些法规旨在保护受试者，也确保批准研究是基于合理的数据。因此，研究者对 FDA 法规的依从性非常重要。像其他 FDA 法规一样，这些规则包含在联邦法规（Code of Federal Regulations, CFR）当中，并可在伦理委员会、法律办公室以及互联网上获得。药品和医疗器械相关内容具体参考 21CFR 54、312、314、600、812 和 814 部分。

美国 FDA 有一个视察计划，即生物研究监控规划（Bioresearch Monitering Program, BIMO），其对 FDA 监管的研究进行常规和"有因"稽查。按此计划，研究者、研究机构、申办者和伦理委员会都要被视察。据来自 www.fda.gov 网站的信息，2010 年美国 FDA 实施了 1 037 次视察，包括 680 次对研究机构、203 次对伦理委员会和 154 次对申办者的视察。

每个组中最常见的问题，如表 2-1 所示。

表 2-1　FDA 视察发现的最常见问题

研究机构	• 不遵守研究计划（研究方案）
	• 研究方案的偏离
	• 保存记录不完整
	• 试验产品清点管理不力
	• 受试者保护工作不力，包括知情同意问题
伦理委员会	• 初始审查和跟踪审查工作不力
	• 标准操作规程不完善
	• 委员名册不完善
	• 对于试验器械，缺少对显著风险 / 非显著风险的判断，或判断不正确
申办者	• 监查不力
	• 未能让研究者保持依从性
	• 试验产品清点管理不力

来源：www.fda.gov。

FDA 与个人、企业和机构一起共同促进相关各方对临床研究相关法律法规的依从。大多数情况下，违规是由于对法规的误读或对实施临床研究中个体职责的误解。机构和个人一般与 FDA 合作以解决违规问题。无视法规

和 / 或其主张，尤其在美国 FDA 最初的善意努力之后，可能会导致不同程度的制裁。制裁常与研究受试者所面临的风险程度有关，其中包括：

- 对申请的审查时间延长。一旦失去 FDA 的信任，通常需要额外的保障措施，包括更为复杂的审查周期。

- 对特定记录在案问题的警告信（表 2-2）。这些信要求立即采取行动，通常要停止所有违规的活动直到确保合规。警告信被公开并公布在 FDA 的网站上，可以按个人、机构、企业、日期或违规分类进行搜索。尽管警告信可能是针对研究者个人的，它经常也会直指机构并可能导致对机构采取行动。

- 取消开展临床研究资质 / 资格（这可能是暂时或永久的）。被取消资格的研究者名单和取消资格的人员名单公布在 FDA 的网站上。一旦名字被列入名单，即使制裁解除了，其名字会一直留在名单里。请注意，当公司为其临床研究选择研究者和研究机构时会查询这个名单。未来的雇主、其他研究者和研究人员都会看到这份名单。

- 取消机构和 / 或伦理委员会开展或批准临床研究的资质。同样，一旦机构因违规而被查获，机构将需花时间和精力重新建立联邦政府部门的信任。

- 其他制裁，包括没收、禁令、犯罪指控和罚款。当有证据表明故意、严重的藐视法规和受试者安全，将受到这类处罚。对于研究人员个人而言，这些往往是努力制止犯罪活动的最后手段。

表 2-2   FDA 警告信摘录

1. 未能确保伦理委员会符合 21 CFR 第 56 部分规定要求，负责跟踪审查和批准临床研究 [21 CFR312.66]。
   a. 伦理委员会批准了你的研究，[   ]，于 2004 年 3 月 17 日过期。我们的调查发现，伦理委员会于 2004 年 2 月 18 日要求你在跟踪审查批准继续研究前，提供该研究的相关资料。但直到 2004 年 5 月 12 日，你都未向伦理委员会提交更改申请，大约在伦理委员会批准时限过期后 2 个月。直到 2004 年 5 月 19 日才获得伦理委员会的批准意见。
2. 知情同意文件不全 [21 CFR 50.27]。
   具体来说，
   a. 我们的调查未能找到参加 [   ] 研究的 [   ]/013 和 [   ]/016 受试者的知情同意文件。
   b. 我们的调查未能找到参加 [   ] 研究的 [   ]/007 受试者的知情同意文件。

来源：www.fda.gov。

科研不端行为　除了颁布实施《贝尔蒙报告》原则的法规之外，联邦政府也制定了相应法规约束科研不端行为。

在接受联邦研究资助的情况下，机构必须遵守公共卫生服务（public health service, PHS）法规，该法规适用于监管科研不端行为。该法规要求，研究机构要有书面政策和程序对科研不端行为进行调查。现行的 PHS 对科研不端行为的定义如下：

科研不端行为是指，在研究的设计、实施和报告过程中，出现的篡改、伪造、剽窃或其他严重地偏离科学界通识的行为。它不包括诚实的错误（honest error）或对数据进行解释或判断时的观点分歧。（42 CFR 50.102）

公共卫生服务法规中关于篡改的定义，意为对已存在的数据弄虚作假。它对伪造的定义是"无中生有"创造数据。需要注意的是，诚实的错误或在解释上的分歧，不应认作是行为不端。尽管不称职和过失也都是严重的指控，但也不应认作是行为不端。然而在科研不端行为的定义中，这里有一个明显的灰色区域，特别是针对"严重偏离那些被普遍接受的其他做法"。鉴于此，如果担心某人可能从事严重偏离研究标准的活动，此事应当引起其直接领导的注意，并应与机构的相关官员商讨采取适当相关措施。如果问题涉及他 / 她的直接领导，大多数机构的政策制度中会指派其他机构官员与之接洽。

> 科研不端行为的定义不包括"诚实的错误"或"对数据解释的观点分歧"。

不端行为的指控　当有人作出关于学术不端行为的指控时，法规要求该机构分为两个阶段调查指控：问询阶段和调查阶段。在问询阶段，被告研究者、投诉人与任何与问询内容有关的人员必须接受面谈。这个阶段的目的不是对是否存在不端行为下定论。而问询阶段的目的是要确定是否有理由相信不端行为可能会发生。PHS 法规要求问询阶段一般要在收到指控后 60 天内完成。在问询阶段结束后，该机构必须写一份报告以总结问询结果。

如果在问询之后，机构的官员认为不端行为可能发生，该机构需要进行更为深入的调查。该机构须向科研诚信办公室报告其开展调查的目的。科研诚信办公室是 PHS 的分支机构，负责调查科研不端行为的指控。

近期科研不端行为案例

2006 年，Anil Potti 博士，杜克大学医学中心的肿瘤研究人员，以及 Joseph R. Nevins，杜克大学的资深科学家，两位和他们的同事在《自然医学》（*Nature Medicine*）上发表了一篇论文。他们写了他们开发的一种基因组检测方法，这种方法可了解恶性肿瘤的遗传特点并确定哪一种化疗对治愈肿瘤可能会最为有效。这是在肿瘤治疗上的重大突破。其他肿瘤研究人员正期待利用这个巨大的发现来治疗他们自己的患者。

在得克萨斯 M.D. 安德森癌症中心的两个统计学家，Keith Baggerly 博士和 Kevin Coombes 博士，应邀核查该工作，以便确定其应用的可能。Keith Baggerly 博士和 Kevin Coombes 博士几乎立刻发现了错误。一些错误看似不小心，例如在一个巨大的电子表格中移动了一行或一列；而另一些错误却很明显，并不那么容易解释。当他们提出质疑时，这些问题被认为是"笔误"而无视。而杜克研究人员仍继续在著名期刊发表他们的"基因组签名"论文。同时，杜克大学研究团队据此开始了另外一项试验，以决定患者用药。

此时，杜克大学的研究人员甚至成立了一家公司，计划出售其检测方法，确定最佳的治疗肿瘤方法。对杜克大学的研究人员和大学来说，这看起来就是一棵摇钱树。全美媒体争相报道公司的良好前景。

Baggerly 博士和 Coombes 博士试图提醒人们他们所注意到的问题，并最终引起了美国国家癌症研究所的关注。美国国家癌症研究所的研究者原本想在一个临床试验中使用杜克的系统，但又对这些批评十分关切。最终，Baggerly 和 Coombes 在统计学家主要阅读的《应用统计年鉴》（*The Annals of Applied Satistics*）期刊上发表了他们的分析。

由于国家癌症研究所对此表示关注，因此实施了一个针对杜克大学研究的大型外部审查。该审查没有发现结论中有错误。然而，审查基于由杜克大学提供的数据，目前已知这些数据是经篡改的。

然后在 2010 年，*The Cancer Letter* 杂志报道，首席研究员 Potti 博士曾篡改了自己的部分简历，谎称曾是罗德奖学金获得者。"这可就让人另眼相看了。"约翰霍普金斯大学的肿瘤学、儿科学、流行病学教授，生物统计学家 Steven Goodman 博士如是说。

这个看似小小的简历造假引发了进一步的调查。最终发现其从基金申请中的虚假陈述到一些实际研究数据均系明显伪造，所宣称和发表的结论都是错误的。

这对杜克大学产生了巨大影响。根据对以往工作的重新评估的结果，杜克大学停止了其三个新的临床试验，并遭遇了代表研究受试者和他们家庭的数个法律诉讼。杜克大学可能被要求退回与此研究和试验相关的经费。四篇明显相关的科学论文被主要期刊撤回，这是非常罕见的。Potti 博士从杜克大学辞职，他的合作者及导师

Nevins 博士，不再掌管杜克大学基因组学中心。杜克大学医学中心处境尴尬，名誉扫地。

世界各地的研究人员意识到，不能总信赖这些大数据、复杂的分析，以及由此产生的科学出版物。最糟糕的是，肿瘤研究团队和癌症患者对新疗法所寄予的希望彻底破灭。

来源: Gina Kolata. 癌症检测的光明前景是如何分崩离析的. 纽约时报，2011 年 7 月 7 日
www.nytimes.com/2011/07/08/health/research/08genes.html
www.economist.com/node/21528593

当该机构决定深入调查对学术不端行为的指控时，机构必须向科研诚信办公室报告。

当对不端行为的指控开展进一步的调查时（调查阶段），要求机构需面谈涉事研究者、投诉人以及任何与调查内容有关的人。也要审查相关文件。在调查结束时，该机构需要写一份调查结果报告，确定涉事研究者是否有科研不端行为。该报告要提交给机构的官员，由其决定采取最后的行动。报告也提交给科研诚信办公室，其有权接受或拒绝调查发现。一般情况下，调查阶段不超过 120 天。PHS 法规要求对不端行为的指控开展问询和调查要尽可能保密，不影响调查有效进行。

如果人们出于善意检举揭发不端行为，他们不应受到打击报复。事实上，报复本身可以理解为一种不端行为。

报复"检举人"可以理解为一种不端行为。

如果一个人确有科研不端行为，机构和科研诚信办公室可以给予一定的处罚。对于机构，处罚的范围可从需要进一步培训或被监督工作，到终止对其任命。科研诚信办公室的处罚轻者可为要求涉事研究者接受督导，重者不允许参与联邦政府资助的研究。此外在某些情况下，机构或科研诚信办公室可能要求撤销或更正涉及问题研究的任一出版物。

Ketek 事件（摘自 FDA 警告信，参见 07-HFD-45-0501），是不端行为的一个例子。一个检举人也参与其中。

Ketek 事件

2004 年，经过三次审查后，FDA 批准了一个名为 Ketek（泰利霉素）的药物治疗社区获得性呼吸道感染，如鼻窦炎、支气管炎和肺炎。在第一次审查中，FDA 发现了一些重大安全问题，所以他们要求制造商取得更多的安全性数据，纳入 Ketek 药物上市后的目标人群进行研究。

该公司征集了超过 1 800 名医生开展非盲法、随机、对照试验，使用 Ketek 的患者肝脏、心脏和视力的不良事件发生率与另一种抗生素相当。该研究纳入了 24 000 名受试者，并在 5 个月内完成。结果表明 Ketek 与另一治疗一样安全。在第二次审查中，FDA 审查了本项研究。

在第二次审查之前，FDA 对参与这个大型研究一些中心完成了例行视察。发现曾纳入最多数量受试者的临床研究者，纳入了超过 400 人的受试者，存在伪造数据和受试者的情况。（该研究者随后因此在联邦监狱服刑数年。）FDA 还视察了九个其他中心，其中三个中发现严重违法行为；总的来说，十个中心有四个被提交 FDA 刑事调查部进行额外视察。数据真实性这些问题并未告知审查委员会。同时，申办者在提交 FDA 审查之前就已知数据问题，但未向 FDA 报告。

当这些问题曝光后，FDA 召开了第三次 Ketek 审查。由于潜在的数据不可靠性，FDA 管理人员建议使用国外上市后安全性报告作为药物安全性的证据。而由公司提交的上市后数据的准确性或完整性并未得到 FDA 的确证，这不符合 FDA 通常的政策。

同时，Ketek 有效性也受到质疑，因为只有非劣效性试验，而没有将新药（Ketek）和标准治疗或安慰剂进行比较。虽然非劣效性试验是在 20 世纪 90 年代抗菌药物的标准程序，但到 2004 年已不再受欢迎。尽管如此，FDA 接受了已完成的试验，并批准该药上市。

2005 年 2 月，在药物进入美国市场 7 个月后，第一例 Ketek 相关的肝衰竭死亡病例报告给 FDA；它发生在治疗一个轻度呼吸道感染的患者。在接下来的几个月里，又有几份与 Ketek 使用相关的肝脏、心脏和视力的不良反应出现，包括严重肝损伤和死亡病例。

2007 年，FDA 修订了 Ketek 的说明书并禁止使用先前批准的三个适应证中的两个，但仍批准药物用于治疗肺炎。新的说明书警告说，有发生急性肝功能衰竭的病例，包括致命的肝损伤，其中一些需要肝移植，而且有些仅用药几次就已发生。新的说明书中还包括用黑框警告，药物禁用于一些患者，并更新了其他潜在严重疾病的发生情况。

参考文献

1. www.nejm.org/doi/full/10.1056/NEJMp078032

2. www.lawyersandsettlements.com/articles/drugs-medical/ketek-scandal-00680.html

第3章

机构在涉及人类受试者研究中的角色与职责

> **通过学习本章，读者将能够：**
> - 描述临床研究实施过程中研究机构与联邦监管机构的职责。
> - 讨论临床研究管理法规的法律依据及含义。
> - 描述"临床试验质量管理规范"一词及其在临床研究中的应用。

引言

联邦及各州法律法规规定了联邦机构、研究机构、伦理委员会以及研究者在实施人类受试者研究过程中的角色与职责。本章将对这些角色和职责进行一个大致的介绍。

研究机构

研究机构有责任遵守卫生与公共服务部（DHHS）和食品药品监督管理局（FDA）颁布的关于涉及人类受试者所有研究活动行为的法规。机构必须对涉及弱势群体的研究采取更多的保护措施。此规定对机构中任何员工及机构代表所主持的研究都适用。机构有责任对研究者进行研究伦理及科学诚信方面的培训，并应调查可疑的学术不端行为。此外，机构有责任制定并执行有关利益冲突的政策。

> **需要机构审查的问题**
> - 伦理审查（方案和知情同意）。
> - 管理方面的审查：申请、合同和基金。
> - 科学性的同行审查。

1. 伦理审查 [1]

机构通过确保伦理委员会的工作符合联邦法规来保护参与研究的受试者权益、安全及福祉。按法规规定，伦理委员会批准一项研究时必须确保其满足以下要求：

- 受试者的风险最小化：
  - 通过合理的研究设计，使志愿者不会不必要地暴露于风险之中，并且
  - 在适当的情况下，使用已经在志愿者身上使用过的诊断或治疗措施。
- 风险相对于带给志愿者的预期受益（如果存在）及预期获得的知识的重要性而言是合理的。在评估风险与受益时，伦理委员会只考虑那些可能由研究直接带来的风险与受益（与那些即便不参与研究，也会承受的风险与受益加以区别）。
- 受试者的选择是公平的。在进行这项评估时，伦理委员会要将研究的目的以及研究实施的环境考虑进去。
- 获取每个将参与研究的志愿者或他们的法定代理人的知情同意，除非符合法规允许的免除知情同意要求。
- 恰当地记录知情同意，通常是通过签署书面知情同意的方式。
- 研究方案中制定了数据监察的规定以确保受试者的安全。
- 有受试者隐私保护及数据保密的规定。
- 研究对于有可能受到胁迫或不当影响的弱势人群（儿童、囚犯、孕妇、残疾的或有精神障碍的人群、在经济或教育方面处于不利地位的人）的权益和福祉有额外的保护。

伦理委员会通过审查研究设计/方案以及伦理审查申请中的信息来做出上述决定。伦理委员会批准研究项目，是基于研究者所提供的信息以及预计研究者将会遵从所写的方案这一前提。大多数研究的修改都必须事先获得伦理委员会的批准方可执行。申办者要求，任何伦理委员会要求做出的修改都要向他们传达以保证一致性。

有一些资助或申办机构在考虑资助项目之前会要求伦理委员会先对其进行审查。资助或申办机构的审查经常会导致研究设计的修改。研究者必须了

---

1 译者注：2018 版《通则》要求，美国国内的合作研究，即涉及多家机构的研究，需采用单一伦理审查制度，各参加研究的机构伦理委员会不再重复审查，除非法律另有要求。

解，一旦研究获得资金支持开始实施，所有这些修改都必须经伦理委员会审查，获得批准后研究方可开始。

为确保伦理委员会的有效审查，必须向伦理委员会提供特定的关键信息，包括：方案 / 研究设计、知情同意书，以及受试者招募材料。

对于监管机构要求的修改也一样如此。比如在新药临床试验（Investigational New Drug, IND）申请及器械临床试验豁免（Investigational Device Exemption, IDE）审查过程中，如果 FDA 要求研究方案进行修改的话，也需要提交给伦理委员会获得批准。

在通过最初的审查之后，研究还必须接受伦理委员会的跟踪审查以确保其风险与受益始终可接受，知情同意的过程和文件仍然适合，以及受试者的纳入是公平的。根据联邦法规，伦理委员会审查的最长间隔是一年。作为跟踪审查的一部分，伦理委员会会评价一些相关信息，如：纳入受试者的例数及其人口学特征，不良事件和非预期问题，受试者的退出，初步的研究结果，出版的文献以及知情同意的过程等。研究者有责任定期递交跟踪审查申请以确保伦理委员会审查批准的连续性。如果一项研究在失效日期之前没有再次获得批准，则研究自动暂停，直至获得伦理委员会正式的批准通知。申办方需要得到伦理委员会批准文件（初始的及跟踪的）的副本，并且在获得初始的批件之前不得运送研究材料。

需要注意的是，并不是所有的伦理委员会都与机构相关。有一些独立的或者是中心伦理委员会，可供任何不隶属于某一机构的（不在机构中开展临床试验），或者所在机构中没有伦理委员会的那些研究者使用。在一些针对非住院患者的多中心研究中，常常会使用独立伦理委员会。

2009 年 FDA 开始要求，负责审查 FDA 所监管研究项目的伦理委员会需进行注册。对于审查这些研究的伦理委员会，这种注册给 FDA 提供了更为完整的信息，并且：

- 促进与伦理委员会之间教育及其他信息的共享。
- 帮助 FDA 安排和实施对伦理委员会的视察。
- 帮助 FDA 安排进行伦理委员会视察的先后排序。

一旦注册之后，伦理委员会需要每三年自查并提交最新信息，尽管有些信息是要求在发生变化后的一定时间内就必须提交，比如伦理委员会主席的更换。

伦理委员会的注册并不是 FDA 的认证或认可，也不考虑伦理委员会的能力、专业性或进行审查能力的问题。

一个有趣的"圈套"研究

2009 年，政府问责办公室（Government Accountability Office, GAO）暗中进行了一项活动来调查伦理委员会操作的三个主要方面：伦理委员会的建立、获得 DHHS 批准的联邦承诺，以及获得伦理委员会批准。为了这项"圈套"研究，GAO 创造了一个虚构的伦理委员会、医疗器械公司、一个据称开发中的器械，以及研究者。GAO 基于这个虚构的器械制定了一个方案，以该医疗器械公司的名义向三家独立伦理委员会提交了申请，以获得对于方案及研究者的批准从而在人体上试验该医疗器械。

该器械是一种叫做 Adhesiabloc 的凝胶，用来促进术后的愈合，并且会被 FDA 归为有重大风险的器械。一个名为 Coast 的伦理委员会，批准了该人体试验方案。另外两家伦理委员会没有批准该方案，将之称为"假货"和"在此伦理委员会里所见过的最具风险的东西"。

该调查带来了相当大的公众影响。Coast 伦理委员会自此停止了运行。媒体关注带来的后果是，全国的伦理委员会都开始反省自己能从中学到什么，并且评估自身对不伦理行为进行审查时的弱点。

GAO 指出，本次事件的主要问题是伦理委员会没能检查研究者的证明文件，来确认他们有资格开展临床试验。这三家伦理委员会中没有一家在审查方案时发现该公司、研究者以及器械都是伪造的。

GAO 的调查促使大多数伦理委员会检查自身的实践，并在评估研究者及方案时提高警觉。

GAO 的研究报告称："获取 DHHS 批准联邦承诺的过程缺少有效的控制。"当 DHHS 获悉该调查的结果时，他们承认"承诺"过程不能防范不伦理的行为。DHHS 同时表示，他们不会审查申请以评价所提交的信息是否真实。这让很多人好奇，联邦承诺除了是法规要求的之外，还有多少意义。

2. 申请、合同和基金的行政审查

大多数研究机构都设立了一个办公室，审查和批准外部申办者的申请，接受基金，并为所有相关的研究者审查或批准合同。

这个审查办公室通常要确保申请和预算与机构及申办方的政策一致（包括必要的伦理审查），并且确保研究者的承诺是最新的。这种承诺包括要确定经济利益对研究申请的设计、实施和报告没有显著的影响。通常，如果研究者在申办方资助的临床研究中有经济利益，机构需要确定该利益冲突是否可控。一些机构如果遇到这种情况存在，会不接受资助。机构批准一项外部资助的申请即表明：

- 根据机构的最佳预估，提请资助的水平可以保障工作或方案的实施。
- 机构的任何政策都已考虑。
- 申请符合潜在的申办者的要求。
- 机构将遵守所有联邦及州的法律法规以及机构的政策。

该审查办公室处理临床研究合同中的问题，诸如数据的所有权，责任的合理分担，受试者伤害的责任以及对研究者出版权利的保护。他们还负责与申办方交涉，何种申办方所要求的保密信息条款可以接受。

按规定，接受公共卫生服务（PHS）基金的机构必须制定利益冲突政策，有审查潜在利益冲突的机制。通常这些机构都遵循 PHS 的政策，建立利益冲突管理委员会，以制定机构的政策，审查潜在冲突的报告，对消除、管理和 / 或使利益冲突最小化的操作程序提出建议。这些政策关注个人的经济利益冲突。然而，随着企业合作伙伴的更多参与，以及机构本身资助的创业公司技术转化，机构利益冲突逐渐成为必须要解决的问题。本书第 8 章将会更详细地讨论利益冲突的问题。

3. 科学性的同行审查

同行审查可以确保研究设计及方法学的合理性。机构的同行审查委员会将会关注研究的科学性问题。该委员会通常会审查研究团队的组成和资格，也会考虑研究资源的问题。

生物医学研究以及行为学 / 社会科学研究都需要考虑研究假说的合理性及价值，考虑检验假说的程序以及所使用的分析方法是否合适。

　　临床试验合理的样本量设计基于统计学显著性的要求以及预期的结果。对于行为学和生物医学研究来说，科学严谨是非常重要的，因为正如《贝尔蒙报告》所言，如果得不到有效科学的结果，那么将受试者暴露于危险之中就是不伦理的。

　　机构建立了各种各样的科学性审查的方法。在多数大学和大型的研究机构，由研究者所在科室的科学家组成委员会实施同行审查。小一些的机构则将这项工作委派给科室负责人或者是伦理委员会。如果一个伦理委员会要进行科学性审查，那么它除了其本职的对于受试者权益和福祉的审查外，还必须要审查更多的信息，并且伦理委员会中必须要增加合格的科学背景委员。有一些这样具有双重职责的伦理委员会，建立了分会来完成科学性审查。这其中最大的问题是，这样做将有可能使伦理委员会的精力分散，不能很好地依从联邦人类受试者保护法规，履行机构职责。对于研究机构而言，要想获得公众的持续信任和支持，必须为了人类的健康而努力钻研科学，没有任何偏见。

联邦机构

　　尽管数个联邦机构，如教育部、国防部和国家科学基金会都资助和管理研究项目，但他们一般都仿效卫生与公共服务部（DHHS）的做法。

卫生与公共服务部

　　除了 FDA 以外，DHHS 也为一些其他机构提供研究项目的管理或资助。美国国家卫生研究院（National Science Foundation, NIH）的使命是发掘能够改善公众健康的新知识。NIH 在研究中的主要职责，一是由其自己的研究者实施研究，二是为其他机构，特别是多中心的全国性研究项目提供资助。包括疾病预防控制中心（CDC）和卫生保健研究及质量管理局（Agency for Healthcare Rearch and Quality, AHRQ）在内的其他 DHHS 的机构，则在较小的范围开展研究或资助研究。

　　DHHS 内部有关部门发布了公共卫生服务（PHS）部所资助研究的适用法规。比如利益冲突政策，它建立了机构所需遵守的标准和程序，确保 PHS 所资助研究项目的设计、实施、结果报告、合作协议和合同不会受到研究者经济利益冲突的影响。

人类研究保护办公室（OHRP）采用和 FDA 类似的方式，管理 DHHS 资助的涉及人类受试者的研究，保护受试者的权利和安全。这包括伦理审查和知情同意文件相关的规定。

科研诚信办公室（Office of Research Integrity, ORI）对研究中的不端行为进行调查。作为接受联邦资助的条件，研究机构必须遵守 PHS 关于学术不端行为的规章。如果一个研究者被发现有学术不端行为，机构和 ORI 可能就会采取一系列的惩罚措施。

食品药品监督管理局

FDA 是 DHHS 下属的执行《食品、药品和化妆品法案》及相关联邦公共卫生法律的联邦消费者保护机构。根据这些法律规定，只有被证明安全有效的药品、生物制剂和医疗器械才可上市销售。

为确定新药、生物制剂或器械产品的安全性和有效性而进行涉及人类受试者的研究，FDA 为此建立了监管研究申办者、研究者及伦理委员会的相关法规。

在开展一项试验产品的人体研究之前需要向 FDA 提交申请。

> 即便 FDA 的监管不是必须的，方案和知情同意书也需要接受伦理委员会的审查。

通过审查要求申办方提交的报告，以及现场视察和稽查计划，FDA 对研究进行监管。生物医学监测计划（biomedical monitoring program, BIMO）对包括申办者、研究者和伦理委员会在内的所有研究中的各方进行视察。它既进行常规的视察，也进行一些有因视察。常规视察主要是针对申请上市而开展的研究进行检查，有因视察则是针对有违规嫌疑的研究。

临床试验质量管理规范

临床试验质量管理规范（good clinical practice, GCP）是涉及人类受试者药物试验的伦理和科学的质量标准，包括试验的设计、实施、监查、记录、稽查、分析及报告。GCP 与《赫尔辛基宣言》中提出的伦理原则相一致。GCP 的主要目的包括：

1. 在临床研究过程中保护人类受试者。
2. 确保临床研究中收集的数据完整可靠。

GCP 向临床试验中的人类受试者提供保护。

GCP 并非源自单一的指南。他们在以下法律、规章和指南中都有体现：
• 伦理法典。
• 伦理委员会和知情同意的法规。
• 研究者、申办方和监查员职责的指南。
• 关于药物和器械的联邦法规。
• 国际协调会议指南。
• 官方指导性文件。

遵从 GCP 可确保临床试验过程中产成的数据的准确性和可靠性。

在临床试验中遵守 GCP 将可以确保：
• 人类受试者的权益和安全不会受到损害。
• 研究的管理由合适的并且接受过充分培训的人员负责。
• 认真记录研究。
• 严格遵循方案。

因此，GCP 包括了临床试验各个方面的内容，具体包括（但不限于）：
• 获取知情同意。
• 准确记录病史。
• 所有的研究文件均保留完整的"源文件"。
• 报告不良事件。
• 恰当的记录保存。

国际协调会议（International Conference on Harmonization, ICH）由来自欧盟、日本和美国的企业和管理机构中的专家工作组所组成。ICH 发布了 GCP 的指南。这份全球性的 GCP 文件为临床试验提供了规范。

在美国，FDA 法规是临床研究管理实践的基础。遵从这些标准就代表向公众确保试验参与者的权益、安全和福利得到了保护，并且临床试验的数据准确有效。大多数 ICH 的标准也被 FDA 所认可，并且大多数在美国实施的临床试验同时遵守 FDA 和 ICH 的指南。因为很多临床试验的目的是不仅仅在美国注册，还要在其他国家进行注册，所以同时遵守 FDA 和 ICH 的标准将会有助于确保其可被全球的管理机构所接受。

参考文献

1. *Undercover tests show the institutional review board system is vulnerable to unethical manipulation.* GAO. March 26, 2009.

第 4 章
研究者的角色、职责及研究过程

通过学习本章，读者将能够：
- 描述研究者和研究团队的职责。
- 列明应纳入研究方案（实验设计）的条目。
- 列明一份同意书必需的要素。
- 描述在研究中招募患者时应考虑的问题。

引言

研究工作中的各种职责让研究者面临重重困难和挑战。而从另一个角度看，一旦研究者理解所肩负的责任，研究将为研究者和参加研究的患者都带来益处。当第一名患者入组时，研究过程随即开始，并将持续至最后一名患者完成研究。本章概述了研究者的职责、研究团队成员的不同角色以及成功开展研究的各个步骤。

研究者的职责

研究者与研究机构、申办方共同承担职责，确保受试者得到充分保护。要求他们必须确认其伦理委员会（IRB）已依据联邦法规审查该研究项目。研究必须恰当设计，使之科学合理，并可产生能获认可的研究结果。研究者必须具有一定的资格才能进行研究。研究者有责任确保将根据 IRB 批准的研究设计进行该研究。尊重研究受试者的权利和尊严，则要求研究者应在受试者参与研究之前获得其知情同意。

> 最终是由研究者负责志愿者的安全和福祉。

专业判断

　　能否以志愿者进行研究，最终由研究者负责判断。只有可靠的专业判断力才能确保研究志愿者得到保护。它取决于研究者能确定：

- 志愿者个人的尊严和自主权受到尊重。
- 预期受益最大化和可能风险的最小化，使志愿者免受伤害。
- 合理分担研究的受益和负担。

　　我们面临诸多挑战，既要决定如何保护志愿者，同时还要实现科学发展。虽然这两个目标并不相互排斥，但二者也并非没有冲突。了解研究和常规实践之间的区别，是解决可能出现的任何冲突的根本之道。此外，我们还必须认识到志愿者（如患者、客户、学生）对他们和研究者之间的关系可能存在的困惑，研究者也可能同时是他／她的医生、社工、导师或老师。

　　医疗或行为实践的目的是提供一种诊断、预防或治疗措施。"实践"涉及干预，这只是为了改善患者的健康或提升客户的福利。实施这些干预措施，是因为有一个合理的成功预期。"研究"是旨在产生可泛化的知识的活动。通常在研究中，一系列的活动用于各组的每个个体，用以检验假设并得出结论。这些活动并不一定要提供直接的受益。

　　医疗实践和研究之间的界限往往是模糊的。新的程序并不一定构成研究，而研究和医疗实践常同时发生。研究者的专业判断力对维护研究过程完整可靠至关重要。对于告知志愿者在研究中的角色，以及他们与研究者的关系，研究者的专业判断力也同样重要。未经其同意而将某人作为研究受试者是错误的，即使他们没有受到伤害。

　　在整个研究过程中需要有良好的判断力，以提供必要的评估和权衡。如果有可能导致不能充分照护患者，则没有任何所谓研究／治疗之间的平衡是可以接受的。当可能出现一个新的科学方法，或可能对某一行为干预措施有新认识时，人们往往对此前景兴奋不已。这会诱使人们将对知识的追求高于对基本人权的尊重。为了避免这种情况的发生，在进行一项新的研究之前可以考虑以下问题。

- 何种类型的人会被涉及？从伦理角度以及纳入标准的基础上考虑这一问题。
  - 是否有替代人群可供选择？
  - 某些潜在的患者比别人可能遭受更多的风险？有更多的受益？

– 所有患者都能理解知情同意过程？

- 你与患者之间是何关系？

– 你是他（她）的看护、老师、雇主或具有任何其他权利地位的人？

– 患者将他（她）参与研究的决定权委托与你了吗？

– 患者能够无拘束地问你问题吗？你能够坦然地询问患者以确保他（她）理解这一研究吗？

- 你如何采用未被证实安全或有效的干预措施治疗某人？

- 你会痴迷于"科学"，以至于发表、演讲或审查有着显著潜在利益冲突的项目吗？

> 在整个研究过程中需要有良好的判断力，以提供必要的评估和权衡。

这些是研究者必须定期反思的问题。

当纳入患者进行研究时，我们并没有标准操作规程来解决这些潜在问题。科学的未来取决于公众的善意和信任，研究者必须铭记这一点，并视保护人类志愿者为己任。

实施研究

研究者亲自负责该研究项目的进行，并对受其监督人员的行为负责。许多研究由一个研究者实施，通常称为主要研究者（principal investigator, PI），或者使用 FDA 术语，即临床研究者（clinical investigator, CI）。

研究者需根据以下要求进行研究：

- 研究计划（包括方案和 IRB 的规定）。
- 机构的政策制度。
- 所有适用的法规。

FDA 监管的研究有更多的要求：

- 遵从签署的研究者声明（FDA1572 表格）。
- 监督受试产品的使用。
- 维护准确的研究记录。
- 管控所有的受试产品，确保除了 FDA 认可的人员之外，没有任何人可以接触受试产品。

研究者负责实施研究。

术语"共同主要研究者"（co-PI）用于由一个以上研究者实施的研究项目，每个人在实施研究和遵守法规方面负有同等责任。研究要通过共同主要研究者们进行的原因多种多样。例如：当研究者有多个研究中心时，co-PI就可能出现在药物研究中，由不同的研究者负责不同的中心。请注意在FDA监管的研究中，每个共同研究者都应当全面承担研究者的职责，每个人都必须签署研究者声明（FDA1572 表格）。

主要研究者必须有相应的教育培训经历和经验，从而获得资格承担研究项目，并正确实施研究。如申办方、IRB 和 / 或监管机构所要求的那样，他们应该符合所有相关法规所要求的资质，并通过最新个人简历和相关资料提供这样的资质证明。

研究的管理

由于研究者要根据机构政策制度和所有适用的法规进行研究，其责任超越了科学地实施研究其本身。

研究者的其他职责包括：

- 遵循联邦 / 州的法律和法规，包括利益冲突声明。
- 管理财务。
- 监督将会参与这项研究的学生、博士后、住院医师和其他工作人员。
- 遵循申办方的赞助 / 基金的条款和条件，例如：不披露申办方的机密信息。
- 及时提交所有技术、进展、发明和财务报告。

接受某项研究的同时，研究者必须认识到这些责任。违规或违法可能导致丧失基金资助，甚至在某些情况下会受到制裁。

研究团队的角色和职责

研究团队的组成可以根据研究项目的范围和复杂性以及研究中心的多少而有所不同。在某些情况下，研究可以由个人单独进行。大多数的生物医学研究涉及一组人员。实施药物临床试验的研究者必须亲自实施或监督研究的进行，监管研究团队成员。当研究活动委托给他人时，研究者必须确保这些人受到的教育、培训和他们的经验能够有资格进行这些活动（有时需要执照）。在所有情况下，一个合格的医生（或牙医）应负责所有试验相关医疗（或牙科）照护的决定。

当研究者的责任委托给研究小组各成员时（例如：调查文件，随访检测，考试或规范实验室程序），研究者应负责充分监督所有团队成员，确保他们按方案要求执行这些操作程序。在评估研究者的监管是否充分时，FDA关注四个主要方面：

1. 被委派任务的人有资格来执行这些任务吗？

2. 关于如何进行他们的任务，研究人员是否接受了足够的培训，并对研究有足够的了解？

3. 在研究过程中有充分的监督和参与吗？

4. 对任何参与进行这项研究的第三方有足够的监督或监管吗？

研究者必须对任何未能充分监督临床研究实施的违规行为负责。

通常情况下研究小组定期举行会议，讨论研究的进展和存在的问题。保存会议笔记和记录常有帮助，据此可记录研究者对研究进行了有效管理。

助理研究者

助理研究者可以是研究团队中除了研究者之外的任何成员（如研究协调员、青年教师、研究生、住院医师、实验室的工作人员），可帮助进行研究设计和实施，但实际上并不指导研究的实施。助理研究者可以是研究团队中的任一成员，由研究者委派并受研究者监督，可以执行研究相关程序和 / 或做出与研究有关的重要决定。研究者往往根据其专业范围加以委派。

由研究者委派并监督的助理研究者，其受到的教育、培训和经验能够使之有资格进行主要研究者委派的工作。助理研究者的能力通常是通过履历加以记录。

> 助理研究者可以帮助实施研究，但不指导研究。

临床研究协调员或研究协调员

临床研究协调员（Clinical Research Coordinator, CRC）是在临床研究者指导下专门从事研究工作的专职人员。CRC 负责筛选和招募患者，收集和记录临床数据，维护临床物资供应（如：保证适用），以及临床试验许多操作方面的工作。

其他团队成员

主要研究者可以委托特定研究任务，但团队成员承担的责任必须和其经验和 / 或能力相匹配。其他团队成员可以包括各种专业人才，如学员、统计学家、实验室技术人员和行政人员。

研究者应以书面形式委派研究团队成员各自职责以及每位成员参与研究的时限。这在研究过程中小组成员改变时尤显重要。"授权"日志应在整个研究过程中保存并更新，并应在研究文件夹中保存。

研究过程

内部（机构内）的研究进程通常包括：方案的撰写，部门进行科学审查，基金申请，合同 / 研究基金的行政审查，以及向 IRB 提出申请。当研究者正在进行一项研究设计时，向 IRB 咨询受试者保护有关问题是会有帮助的。必要时也应当向其他机构官员和管理人员寻求意见和咨询。当获得资助时，大多数机构和申办方的政策会要求该方案和相关合同要被研究者和机构的官员正式接受。

当研究者进行的研究为外部申办方（如制药公司）所赞助，方案和其他研究有关的材料都是由申办方提供，研究者必须遵循申办方所要求的研究程序。机构的政策制度仍可能会命令进行内部科学审查和基金合同管理。

方案（研究设计）拟定

方案是一个描述研究将在何种条件下进行的正式文件。一个方案应包含所有适用的部分，举例如下：
- 具体科学目标（研究目的）。
- 关于预算，人员和设施方面的考虑。

- 研究方法和所有程序。
- 统计 / 分析方法，包括预计参与研究患者的人数及理由。
- 如果有数据安全监察委员会，则描述它的操作（如成员资格、终止标准，以及审查报告频率）。
- 保护研究数据的安全措施。
- 人类志愿者的问题，如：
  - 纳入标准；
  - 排除标准；
  - 纳入弱势患者的合理性（如自主能力受限和处于从属地位的患者）；
  - 意向中的志愿者性别分布；
  - 受试者的年龄范围［注：美国国家卫生研究院资助的研究项目应特别注意，纳入儿童必须特别说明理由］；
  - 意向中的受试者种族和族裔分布；
  - 与研究相关的潜在风险；
  - 任何潜在利益；
  - 患者选择不参与该研究而可获得的替代治疗；
  - 招募方法；
  - 谁会取得受试者的同意，以及如何安排知情同意的过程；
  - 如果所有患者没有能力给予同意，有哪些额外提供的保护措施；
  - 评估志愿者是否理解研究者提供的信息；
  - 研究结束后任何不披露相关信息或不做相关信息事后说明的理由；
  - 患者产生任何费用的理由；
  - 说明提供的补偿或激励，如现金支付。

如果研究者为申办方进行一项研究，尤其是如果该研究将根据 FDA 法规（药物和器械）来进行，就还会有其他方案的要求。具体要求见 21CFR312。例如：Ⅱ和Ⅲ期试验方案要求包含：

- 陈述研究目标和目的。
- 选择患者的标准。
- 描述研究设计，包括对照组的设置以及使偏倚最小化的方法。
- 剂量信息，包括最大剂量和药物使用的时长。

- 要进行的观察和测量。
- 阐明临床程序、实验室检查、监测药物作用的措施，并使风险最小化。

研究者要仔细阅读方案，以确保所有必需的要素都包括在内。

知情同意要求

法规、规范和机构政策的正式要求都必须公开，以满足知情同意的要求。虽然每个涉及人类患者的研究项目都各不相同的，联邦法规要求所有同意书必须包含以下信息：

- 声明该课题涉及研究。
- 研究目的。
- 描述研究程序（识别任何属于实验性的内容）。
- 患者参与研究的期限。
- 参与研究的潜在风险或不适。
- 参与研究的潜在受益。
- 替代方法（医疗或其他类型的活动，如果有的话）。
- 记录保密的说明。
- 伤害补偿的声明（针对大于最小风险研究）。
- 联系人。
- 声明自愿参与。

如果以下信息要素适用于某项研究，那么志愿者知晓这些就尤显重要：

- 非预期风险的声明（如适用）。
- 非自愿性终止参与研究的理由（如果适用）。
- 参与研究的额外成本（如果有）。
- 退出研究的后果（如健康 / 福利方面的不利影响，如果有的话）。
- 新发现的声明（如相关，则提供）。
- 患者的人数（如果它可能影响受试者是否参与研究的决定）。
- 报酬（奖励和 / 或费用报销，如果有的话）。

知情同意不仅仅是一个形式或是一个签字，而是一个信息交换的过程，包括：
- 患者招募材料
- 口头说明
- 书面材料
- 问答环节
- 签字约定

有关知情同意的更多信息见第 9 章。

有关招募的问题

招募患者是研究中最重要的，也常常是最困难和最费时的工作。招募不仅必须在研究前应考虑，也是必须在整个试验期间继续考虑的问题。及时完成研究的最大障碍是在规定招募期内招募足够数量的患者。有关招募的内容详见第 13 章。

研究人员会采用各种招募方法和材料，其中包括：
- 正式的转介或非正式的口头介绍。
- 健康研讨会、筛选和健康杂志。
- 网络和社交媒体。
- 直接广告。
- 社区聚会场所（理发店、娱乐场所等）。
- 计算机数据库。
- 病历 / 记录的回顾。

为了进行研究而使用机密 / 私人数据去接近患者是不可接受的，该研究者通常不会有机会接触到这些患者（即冷接触）。最初与潜在患者接触，应当由那些能够合法访问信息的人进行，这些人能够转达招募内容或告知联系人信息。

给参加试验的志愿者补偿

研究人员和 IRB 对参与研究的报酬要有谨慎的判断。要求对参与研究支付报酬并不鲜见，特别是对那些不会从研究中直接获益的受试者更是如此。例如调查性的研究或试验性的药物、生物制剂或器械的早期研究阶段。支付的金额不能对是否参与研究产生不当影响。

受试者参与研究的报酬不应视作其受益，而只是招募激励。

对方案的依从

　　研究者必须按照 IRB 批准的方案进行研究。这是研究者遵守法规的具体要求。在研究方案的草稿阶段或是同意做这项研究之前，应评估研究程序和纳入 / 排除标准。一旦该方案是最终稿且得到 IRB 的批准，不遵守既定的程序和纳入 / 排除标准则是违背方案。[注：申办方通常会向研究者提供最终方案。研究者必须事先决定他能否遵循所有书面文件。他们可能没有机会再完善方案内容。]

　　对方案的任何偏离都应记录在案。对于申办者的研究，如果需要偏离方案的话，应当事先征询申办者的意见。大多数的企业申办方将视未经授权的方案偏离为违背方案，并且有可能不愿意支付这些数据的有关费用。

　　如果要改变研究设计和 / 或同意书，在实施前必须得到 IRB 的批准。这一原则的唯一例外是，为消除对患者的即刻危害。虽未经 IRB 批准，研究者也可偏离方案。在这种情况下，在方案偏离发生后的 5 天内必须通知IRB。变更同意书通常要求对目前已入组的患者重新知情同意，尤其是在增加了新的风险、且 IRB 认为有必要的情况下。通过使用知情同意补充文本或是新的知情同意书进行重新知情同意，并且要在研究记录中记载。

研究者或其指定人员应记录并解释所有方案的偏离，既要向申办方报告（必要时也要向 IRB 报告），也要在研究者记录中体现。

　　研究人员进行申办方资助的研究时也应知道，也可能有某些特殊情况（如开放标签治疗应用），申办方可让一个不符合方案纳入 / 排除标准的人进入临床试验[1]。这必须事先征得申办方的同意，并在研究记录中记载。

　　某些研究，如企业申办的药物试验和一些协作研究，会包括定期稽查和监查。研究监查员在监查访视时审查对方案的依从性。这些审查包括但不限于：

　　• 审查患者符合入组标准，确认没有违背纳入 / 排除标准。

---

1 译者注：这种情况在中国不允许，在美国则因特有的法规允许。

- 患者随诊时间安排并审查患者对随访的依从性。
- 评估程序和主要结局的评价。
- 安全参数。
- 跟踪研究中脱落的受试者的安全问题。
- 发放记录和试验药物的使用记录。
- 源文件完整性。
- 与源文件相比对，病例报告表的准确性。

> 发现重大或持续违背方案可能导致终止研究者参与试验，甚至剥夺其研究者的资格。

尽管不良事件最常见于药物和医疗器械的研究，但它几乎可以发生在任何研究当中。研究者有责任密切观察患者，发现他们的困难、不适和其他更为严重的反应，无论它是否与研究干预有关。根据 IRB 的指导，不良事件必须向 IRB 报告。而在申办者的研究中，方案要解释报告的要求。如果不良事件是预期的，并已在知情同意书中列明，它们通常只要在年度 / 定期审查时向 IRB 报告。如果不良事件是非预期的，特别是严重不良事件，在它发生时就应当既向申办方报告，也向 IRB 报告以接受审查。IRB 确定了要求研究者报告不良事件的时限。FDA 的法规也设定了申办方报告不良事件的时间表。

研究者了解报告不良事件的要求和机制至关重要，尤其是对严重的事件更是如此。需要注意的是，在药物和器械试验中，人们对患者所正在接受的治疗知之甚少，这一点非常重要。确定每一试验治疗的安全性，也是这些试验目的中的一部分。

参考文献

1. Guidance for Industry, E6 Good Clinical Practice, section 4.3.1

第5章
食品药品监督管理局监管的研究

通过学习本章，读者将能够：
- 描述适用于药物/生物制剂和医疗器械管理的 FDA 相关规定。
- 讨论 FDA 监管的临床研究中申办方的责任。
- 描述企业发起的临床研究的研究过程。
- 讨论申办方－研究者－机构之间的相互作用。
- 确定研究者发起的临床研究中研究者的责任。

引言

美国食品药品监督管理局（FDA）负责对用于诊断、治愈、缓解、处置和预防人和动物疾病的药物、生物制剂和医疗器械进行监管。这个章节讲述 FDA 监管的临床研究和申办方在临床研究中的责任，申办方可能要求进行的额外研究过程，研究者发起的涉及 FDA 所监管的药物、生物制剂或医疗器械临床研究中研究者的额外责任。

在批准上市之前，FDA 会对药物、生物制剂和医疗器械的特定适应证的安全性和有效性进行一个全面的审查。在进入市场之前，FDA 和申办方会书写药品说明书（也称为"标签"），该说明书概括了 FDA 判定产品能够安全和有效使用的依据。FDA 会允许依照该说明进一步开展的临床研究执行新药临床试验/器械临床试验豁免（IND/IDE）的法规。但是，FDA 并不免除这些研究应遵循涉及人类受试者保护的规定。FDA 监管的所有涉及人类受试者的临床研究都必须接受机构伦理委员会（IRB）的审查，即使这个研究在新药临床试验备案豁免范围内。

豁免遵循 IND/IDE 规定并非是豁免 IRB 审查。

药物和生物制剂新药临床试验申请

药物或生物制剂在未上市前的研究需要一个 IND。FDA 对研究申请进行谨慎严格的审查，只有在它认为人类所承受的风险在合理范围时，才会批准涉及人的研究。新药临床试验申请通常包括以下内容：
- 动物的安全性和耐受性证据。
- 保证最终药物一致性的可控生产方法。
- 重要毒物或有毒成分的特殊测试。
- 一个能够最大程度减少人类受试者风险的成熟研究计划。

如果受试者人群不同于说明书所规定的人群，就会变成一个临床判断和 / 或伦理问题，即与说明书规定的人群相比，试验产品是否会增加新人群的风险。因为风险增大，需要进行 IND 的情形包括：
- 增加剂量。
- 不同的给药途径。
- 更长的疗程。
- 如果研究人群是"弱势人群"。
- 如果有理由相信这些研究人群与说明书规定的适用者相比存在不同的药代动力学或药效动力学反应。

> 这些产品只有根据其说明书（剂量、疗程、患者人群等）来使用时才能免除 IND 流程。

FDA 1572 表格（研究者声明）

对于必须遵循 IND 规定的药物或生物制剂研究项目，其每个研究者均需填写 FDA 1572 表格并签名。1572 表格要求提供个人简历或其他资格证明。签署 1572 表明研究者同意依据表格上的条款实施研究。这些所应承担的义务来源于药物临床试验管理规定（也就是 21 CFR 312）。签署 1572 表格，意味着研究者同意：
- 除了为了保护受试者的安全、权利或福祉的情况外，研究者应根据相关的最新方案来实施研究，并在告知申办方后方可进行研究方案的更改。

- 亲自实施或监督所述研究。
- 告知每个患者或对照组的每个人，这个药物是用作研究目的。
- 确保符合以下要求：21 CFR 第 50 部分关于获得知情同意的规定，21 CFR 第 56 部分关于通过伦理委员会（IRB）审查和批准的规定。
- 根据 21 CFR 312.64 的规定，向申办方报告研究过程中出现的不良事件。
- 阅读并掌握研究者手册上的信息，包括药物的潜在风险和副作用。
- 确保告知所有协助研究实施的助理、同事和雇员他们的职责，以符合前述要求。
- 依据 21 CFR 312.62 要求，保存完整和准确的记录，并按照 21 CFR 312.68 规定，保证这些记录能够接受视察。
- 确保有一个符合 21 CFR 第 56 部分要求的 IRB 负责对临床研究进行初始审查、跟踪审查和批准。
- 立即向 IRB 报告研究活动的所有变动和涉及人类受试者或其他人风险的非预期问题。
- 在未得到 IRB 批准之前，不对研究方案做任何改变，除非是为了消除对受试者即刻危害。
- 遵守 21 CFR 312 关于临床研究者责任的所有其他相关规定和其他相关要求。

　　签署的文件含有虚假信息或忽视该文件所述应尽责任都是一种刑事犯罪行为。在签署 1572 表之前，应仔细阅读这些研究者责任。（以其签署的这类文件作为依据，曾有研究者被起诉过。）

研究者

　　1572 表格要求填写研究者的姓名和住址。如果研究有合作研究者，每个研究者单独完成表格并签名。研究者签署表格则视作承诺对正确实施这个研究承担全部责任。

助理研究者

　　表格中最易造成困扰的是第 6 节"协助研究者实施研究的助理研究者的

名字（如其他研究者、研究生、住院医师、专家、同事等）"。谁应被列为助理研究者这个问题时常带来困扰。2010 年 5 月，美国食品药品管理监督局（FDA）发布了一份题为《常见问题——研究者声明（FDA 1572 表格）》的指南文件，意在通过讨论，帮助申办方、临床研究者和 IRB 明确如何完成1572 表格。关于谁应当（或不应当）作为助理研究者写进 1572 表格，多年来一直存在着明显分歧，而这个指南有助于解决这个问题。

指南说："第 6 节的目的在于获取个人信息，作为研究者团队的一部分，这些人将协助研究者并对研究数据作出直接、重要的贡献。"因此，如果一个人直接实施研究或者搜集数据（类似于许多研究协调员），他们应该被列入 1572 表格中。那些在研究中提供辅助性或间断性帮助，但对研究数据没有直接和重要贡献的人（这些人包括护士、研究生、住院医师、工作人员），则不需要列入。但是，所有参与研究的人，无论是否列入 1572 表格，都应列入授权日志中。

伦理委员会

1572 表格要求提供负责对研究进行伦理审查和批准的伦理委员会（IRB）的名称和地址。

临床检验室

这个表格要求填写在研究中提供实验室检查、放射检查等检验科室的联系方式。

申办方应向 FDA 递交完整的、已签字的 FDA 1572 表格。

医疗器械 / 器械临床试验豁免

法规要求所有在临床研究中使用的新医疗器械都要有 FDA 批准的器械临床试验豁免（IDE）。医疗器械研究所特有的一种体系，即根据法规的要求，需要 IRB 审查该研究是否会对受试者产生显著的或非显著的风险。通过审阅 FDA 公布的特定非显著风险器械名单，显示这些器械对受试者的健康状况存在极低的风险或有潜在的负面影响。

非显著风险器械研究视同获得 IDE 申请批准（换言之，不需要向 FDA 申请备案）。这些认定为非显著风险的器械，只要其具有适当的说明书，经过 IRB 的批准，研究者获得知情同意书并存档，实施适当的研究监查，并确保服从其他 IDE 规定，研究就不需要经过 FDA 审查而直接进行。

显著风险器械作为研究性器械，一般是植入物，并会对受试者的健康、安全或福祉产生潜在的严重危险；或用于支持或维系人类生命，并对受试者的健康、安全或福祉存在潜在的严重风险；应用于诊断、治愈、缓解或处置疾病或预防人类健康受损极具重要性，但会对受试者的健康、安全或福祉存在潜在的严重风险；或会对受试者存在其他潜在的重大风险。所有存在显著风险的医疗器械研究在进行人类研究之前必须获得 FDA 对 IDE 申请的批准。除了 IDE 规定外，显著风险研究还必须遵循 IRB、知情同意、监查和依从性的有关规定。

尽管 FDA1572 表格中没有关于器械研究的条款，但是也要求申办方获得每个研究者签署的类似的承诺协议。这个协议包括研究者的履历和研究者声明。研究者声明包括保证根据研究计划和适用的规范实施研究，监督涉及人类受试者医疗器械的所有试验，以及确保按要求获得知情同意。所有参与显著风险器械研究的研究者姓名都要列在 IDE 申请中。

食品药品监督管理局监管的研究中申办方的责任

申办方可以是承担一项临床项目或研究的启动、管理、筹资等责任的个人、公司、机构或其他组织。研究者也可以作为申办方，但必须承担研究者和申办方的双重责任。

> **研究申办方的责任可以分成四个主要方面：**
> 1. 确定合格的研究者并告知其信息。
> 2. 研究实施的监查。
> 3. 完成法规所要求的文档。
> 4. 控制产品（药物、生物制剂或医疗器械）的分发和处置。

1. 确定合格的研究者并告知其信息

申办方负责研究者的选择及其资格认定，包括审查研究者的培训经历和临床经验，并获得研究者的承诺：

- 按照协议实施研究，包括任何 IRB 的规定。

- 监督所有检测。
- 获得知情同意。

一旦选定研究者，申办方负责提供给研究者实施研究的必要信息，包括所有前期研究报告和现有的研究计划（方案）。对于药物研究，申办方必须提供给研究者最新的研究者手册（investigator's brochure, IB），研究者手册包括动物实验的结果、药代动力学和药效动力学信息及所有的前期临床研究结果。对于已上市药物，批准的产品说明书可以取代研究者手册。在研究期间获知任何有意义的新信息，包括其他研究中心的不良事件报告，都应尽快提供给所有研究者。对于研究实施影响不大的非关键信息可以在研究者手册更新时进行补充。

获得研究中心的伦理委员会批准

在获得每个研究中心的伦理委员会批件的复印件之前，任何研究材料都不得分发。对于医疗器械临床研究，显著或是非显著风险的判定都应记录。口头承诺提交伦理委员会审查或口头保证已获得伦理委员会批准都是不充分的。

2. 研究实施的监查

临床研究的监查被认为是保证研究者依从性和确保受试者充分知情同意的关键步骤。所有对临床研究实施有意义的新安全信息必须提供给伦理审查委员会、FDA 和研究者。如果受试者出现过度风险，申办方有责任评估和中止研究。

NIH 资助的研究与 FDA 监管的临床研究一样，申办方也要任命临床监查员。监查员审核源文件以确定报告数据的准确性和完整性。监查员也要监查整个研究以确保研究者对以下内容的依从性：

- 已批准的方案和修正案。
- 临床试验质量管理规范（GCP）。
- 适用的法规。

3. 完成法规所要求的文档

申办方应当决定某一特定项目是否需要申请 IDE 或 IND。一旦申请生效，就要求申办方告知 FDA 关于任何新增的显著不良反应或风险、任何原因引起的伦理委员会批件撤销、所有试验制品的召回、未取得知情同意情况下紧急使用试验制品等信息。同样，研究者姓名、进展报告（通常是每年递交）和最终研究报告也需要递交。

对于显著风险的医疗器械，申办方还必须提供给 FDA 最新的研究者名单以及风险分类的任何变化。

初始申请

申办方负责在首次申请 IND 或 IDE 时提供充足的备案资料，以便 FDA 决定研究的风险是否属于可接受范围。FDA 在 30 天内完成研究项目的审查，审查完成后申办方才可纳入受试者。如果资料不充足，FDA 可能对申请中的临床试验加以限制。如果 30 天内没有收到通知，那么 FDA 对该申请没有意见，可以认为 IND 或 IDE 通过审查。但是，还是建议给 FDA 打电话，确认对申请没有任何问题和意见。在 FDA 撤销对申请的所有限制之前，研究绝不可以进行受试者的招募。如果 FDA 拒绝了申请，项目可能无法启动。同一项目若修改后达到 FDA 可以接受程度的话，可以向 FDA 再次提起申请。

文件的修正

在 IND/IDE 申请中，任何新的临床研究方案必须在研究启动前递交。在申请中任何影响受试者安全的信息改变均要求递交。任何时间都可提交，但应在受试者暴露于该风险之前进行备案。不影响患者安全的较小改动可以在年度报告中递交。

IND 安全报告

要求申办方将关于药物的任何严重的或非预期的不良事件，以书面形式向 FDA 和参与试验的研究者进行通报。这个信息可以是叙述性格式或以 FDA 3500A 表格（MedWatch，药监网）递交。药监网表格也用来报告上市后药物的不良事件信息。申办方也必须判定每个新的可报告事件是否与已备案的安全报告类似，必须对照已备案的、类似的报告对新报告的意义进行分析。报告必须明确标明"IND 安全报告"，并且在研究 – 申办者首次收到该信息的 15 个日历天内递交到 FDA 备案。这些报告将直接送到 FDA 负责审查 IND 的部门。

IND 临床研究实施过程中发生任何与药物使用有关的非预期的、致命的或危及生命的事件时，申办方必须以电话或传真的方式在收到信息的 7 个日历天内向 FDA 报告。正是因为这个原因，FDA 将致命性定义为患者由于药物反应处于可能造成死亡的直接风险中。

提示：对于已上市药物的 IND，申办方不需要报告发生在研究实施之外的与药物使用有关的不良事件（例如：在患者治疗期间出现的文字报告和事件资料是不必报告 IND 的，因为已上市药物有一个不同的报告系统）。然而，如果这些信息影响了对临床试验中受试者预知风险的判断，这些信息就必须告知研究者及相关的 IRB。

> 严重的、相关的、非预期的不良事件必须及时报告给 FDA。

在 21CFR 312.32（a）中，FDA 提供了以下 5 个定义供报告不良事件使用：

- **不良事件**是指在药物用于人体时发生的任何相关的非预期医疗事件，该事件不一定要与治疗有因果关系。

- **致命性不良事件**或**致命性可疑不良反应**。按照研究者或者申办方的观点，如果它的发生将患者或受试者置于可能死亡的直接风险中，那么就可以认为这种不良事件或可疑不良反应是"致命性"的。它并不包括更严重的可能导致死亡的不良事件或可疑不良反应。

- **严重不良事件**或**严重的可疑不良反应**。根据研究者或申办方的观点，如果它导致了以下结果之一，那么不良事件或可疑不良反应就被认为是严重的：死亡，致命性不良事件，导致患者住院或延长住院时间，持续或严重的失能或功能不全，或先天畸形 / 出生缺陷。基于适当的医疗判断，一些重要的医学事件可能不会立即导致死亡、致命或需住院，但通常也被认为是严重的。因这些可能危害患者，或者受试者为了预防出现任一上述所列的其他后果而可能需要进行医疗或手术干预。这类的医疗事件包括，如：过敏性支气管痉挛需要在急诊室或家中进行加强治疗，没有导致患者住院的恶血质（blood dyscrasias）或惊厥，或导致增加药物依赖或药物滥用。

- **可疑不良反应**是指有合理可能性认为是药物使用导致的任何不良事件。基于 IND 安全报告，"合理可能性"是指有证据表明药物和不良事件之间存在因果关系。可疑不良反应意味着与不良反应（意即药物所引起的任何不良事件）相比，因果关系的确定性程度更低。

- **非预期不良事件**或**非预期可疑不良反应**。如果一个不良事件或可疑不良反应在研究者手册中没有注明，或其特殊性质或严重程度没有列出；如果不需要研究者手册或没有适用的研究者手册；不良事件或可疑不良反应与常规研究方案或最新申请中的风险信息描述不一致时；都可以认为是"非预期的"。例如：在此定义下，如果研究者手册仅写明肝酶升高或肝炎，则肝坏死将是非预期的（就严重程度而言）。同样，如果研究者手册仅列出脑血管意外的发生，脑血栓和脑血管炎可能是非预期的（就特异性而言）。如果在研究者手册中说明了某类型药物或药理性质预期可能导致的不良事件或可疑不良反应，但并未明确提出在某种特定药物上发生，若他们出现在特定药物上，也可以认为是"非预期的"。

非预期器械不良反应报告

器械不良反应的报告要求不同于药物和生物制剂的报告要求。

法规要求申办方应立即对所有非预期器械不良反应（unanticipated adverse device effect, UADE）实施评估。如果申办方判定一个非预期器械不良反应对研究受试者造成了不合理的风险，申办方必须尽快终止所有（或部分）存在风险的研究。试验必须在申办方判定后的 5 个工作日之内终止，并应不迟于申办方首次收到事件通知后 15 个工作日。

非预期器械不良反应必须同时通知 FDA 和 IRB。任何被终止的研究在没有获得 FDA 及 IRB 的再次批准之前，都不能重新开始。

年度报告

对于 IND 和 IDE 项目，要求申办方在申请生效满一年后的 60 日内向 FDA 递交年度报告。

法规指南文件中提供了年度报告的格式，报告的主要内容包括：

- 正在进行和已经完成研究的摘要，记录全部受试者的情况。

- 关于研究方案或生产信息的任何变动。在此报告本年度内发生的任何不作为修正案申请的较小变动。
- 新的临床前研究（动物）和临床研究（人类）的信息。任何影响受试者安全的信息都要写明。
- 未来一年研究方案的预期改动。
- 任何 FDA 所要求的信息，即使未收到相关信息也应进行说明。

申请的撤回

当研究完成时，且没有额外的工作计划时，研究 – 申办者应向 FDA 递交信件要求撤回 IND/IDE 申请。申办方可以在任何时间撤回 IND。如果是因为安全原因撤回 IND，申办方必须立即告知 FDA、所有的研究者和审查该项目的伦理委员会，撤回 IND 的原因。

4. 控制产品（药物、生物制剂或医疗器械）的分发和处置

申办方有责任对所有试验品的分发和处置进行控制。在首次分发之前，必须确定任何必要的 IDE 或 IND 资料都已备案，且已生效，并且接收试验品的研究中心伦理委员会已经审查并批准该项研究。试验品仅分发到有资质的研究中心。试验品的最后处置清单应完整、准确地记录试验品分发情况。

企业申办者发起项目的研究过程

申办者发起的临床研究一般是需要遵守临床试验质量管理规范（GCP）。GCP 是涉及人类受试者的国际性、伦理性、科学性的质量标准，用以规范方案设计、组织实施、监查、记录、稽查、分析总结和报告。负责组织实施申办方发起的临床研究的研究者，其重要责任包括 3 个附加过程。

1. 研究材料的处理和清单

这个过程的目的是检查药物或医疗器械的临床试验材料是否与已批准的方案和研究计划一致。研究者负责准确清点和使用为受试者提供的临床试验材料。法律要求研究者保存关于研究药物 / 医疗器械的清单和最终处置的准确记录。

研究材料的接收、处理和存储

在研究材料的接收过程中，研究者或相关的工作人员（如负责研究药物的药剂师）必须遵守以下几个方面原则：

- 对照装箱清单与试验材料的实际预定情况，核对每次运送的物品是否正确，包装是否完整。
- 如果没有发现不同，研究者应以书面形式告知申办方已完成临床试验材料的接收。在临床试验材料所附货物清单上签字，代表完成接收。如果发现不同，研究者应立即通知申办方。
- 收据的复印件应保存在研究者文件夹中（如果药物的接收和分发是在药房也可保存在药房）。
- 所有临床试验材料必须保存在有权限限制的安全区域（加锁）。
- 另外，材料的保存必须符合规定的保存条件（如适当的温度、光、湿度）。

清单记录

在做调查结论时，药物或医疗器械的清单记录是用于提供相关证据，包括所有材料可清点，材料最终处置可控（即材料退还申办方或销毁）。药物／医疗器械的清单记录是针对每个研究项目方案的特定记录。每份表格必须至少包括以下信息：

- 项目识别符（项目编号 # 和／或项目名称）。
- 主要研究者姓名。
- 所收到试验品的说明包括批次或批号信息。
- 试验药物／器械分发／使用的日期（相关时间）。
- 分发的数量（药物）。
- 受试者识别符。
- 分发药物／器械人员的签名和／或姓氏。
- 受试者返还的药物数量（如果有的话）。
- 主要研究者签名并注明日期［注意：在每个受试者的试验都结束后，研究者应审核表格，签名并注明日期］。

清单记录可用于追踪参加某个试验的受试者，也可用于追踪所有受试者

（通常是较小规模的试验或单剂量的试验）。法规的主要目的是要求研究者保存充分的药物或医疗器械处置的详细记录。

药物 / 医疗器械的回收（最终处置）

最后，药物或医疗器械临床试验中止或结束时，研究者负责回收所有未使用的研究材料并返还给申办方。回收的货物应包括内容清单，即回收货物加受试者已使用的必须与最初收到的数量一致。

在药物 / 器械清单记录完整的情况下，如果不会使人类面临这些材料的危害，申办方也可以授权研究者处理这些材料（由研究者销毁）。在处置之前，申办方的任何销毁指令必须以书面形式下达。研究者将负责确认实施销毁，研究者必须保存一份书面的销毁记录。

2. 不良事件

药物和生物制剂要求

关于规范新药临床试验安全报告的新规在 2010 年 9 月生效。对原规范的修订旨在确保 FDA 收到信息的相关性和有用性，以提高 FDA 审查关键安全信息的能力。在此之前，存在着过度报告严重不良事件的情况，这些严重不良事件并非都是由试验药物导致，由此可能降低或拖延了 FDA 识别安全信息的能力。规范修订的目的是减少与药物安全性无关的报告，降低系统中无法解释的报告数量（"杂音"）。

与旧规范不同的是，新的规范还要求对某些以前未要求过的重要安全信息进行快速报告，包括：

- 在临床试验、流行病学研究或多中心研究的合并分析中，发现药物对人类存在重大风险。
- 严重的、非预期的不良反应发生率高于方案或研究手册所标明的发生率。
- 生物利用度和生物等效性研究中的严重不良事件。

定义和报告标准也进行了修订，尽可能与国际上的定义和标准相一致。之前的语句"与药物的使用有关"被"可疑药物不良反应"（suspected adverse drug reaction, SADR）所替代。研究者必须立即向申办方报告任何严重的 SADR，而且其他 SADR 也应马上报告，除非在方案或研究者手册中另作说明。研究者也必须向所属伦理委员会报告严重 SADR 和伦理委员会所要求的其他事件，这个规定同样出现在 21CFR 312.32 中。

　　任何介入临床试验的人都应该知道相关规定和定义，谨记"定义"是法规的定义，并非临床定义。每个项目方案都应制定各类不良事件的相关报告要求，包括时间要求。

医疗器械要求

　　法规要求研究者尽快准备完整、准确和及时的非预期医疗器械不良反应（UADE）报告，递交给申办方和负责审查的伦理委员会，并应在研究者获知这个不良反应后 10 个工作日内提交。申办方必须立即对发生在临床试验中的 UADE 进行评估，并且应在收到不良反应通报的 10 个工作日内向 FDA、所有审查方案的伦理委员会和参加试验的研究者报告评估结果。

3. 文件资料

源文件

　　要求研究者应准备并保存每个受试者的所有观察和其他相关研究数据的详细准确记录。源文件是所有信息的一手记录，包括原始文件、数据和记录（包括医疗记录、实验室报告和病例报告表）

　　研究者必须保存主要的源文件，以支持每个受试者在病史记录中的有意义数据。这些文件，即"源数据"，应包括以下记录：

- 人口学信息。
- 支持纳入受试者的诊断 / 症状的证据（即符合纳入标准）。
- 显示受试者符合纳入和排除标准的一般信息或病历。
- 体检结果。
- 医院病历记录（如果有）。
- 每个定期的研究现场随访。
- 研究者的相关发现 / 注意事项。
- 不良事件的发生（或未发生）。
- 试验品的使用变更。
- 关于受试者使用试验品或对照品的相关信息。
- 每个受试者在参加研究前签署的知情同意文件。

- 其他重要研究信息。

研究者也应该保存每个受试者所有的打印资料 / 检查报告 / 流程 / 表格等，例如以下这些：
- 原始的、已签名并注明日期的知情同意书。
- 诊断检验报告，X 线检查和实验室检测结果。
- 受试者日记或评估表。
- 临床和办公记录。
- 会诊情况。
- 药物和医疗器械接收、清单记录和回收记录。
- 病例报告表。
- 测试仪器。

研究者还需要保存以下研究文件：
- 与申办方和监查员沟通的（寄出或收到）所有信件的复印件。
- 方案。
- 方案修订。
- 伦理委员会交流记录，包括方案、知情同意和广告的批准件和再批准件。
- 在招募受试者时使用的资料（如传单和广告）。
- 获得知情同意时所使用的资料。
- 研究者手册。
- 任何其他相关资料。

源文件是信息的一手记录，包括医疗记录和病例报告表。

病例报告表

该表格是非常重要的研究文件。研究结果是根据报告给申办方的病例报告表（case report form, CRF）数据进行总结的。病例报告表将包括所有与研究相关的信息；这是根据试验方案的要求而设计的。病例报告表可以是纸质打印件，也可以是电子文档，将由申办方提供。以下几个方面很重要：

- 内容要能获取方案要求的所有数据。
- 研究者确保数据记录的准确性。

> 确保病例报告表中数据记录的准确性是研究者的责任。

ICH GCP 指南中特别指出，项目方案应确定哪些数据直接记录在 CRF 表上，并确定哪些数据可归类为源数据。例如：当搜集评定量表数据时，可记录在病例报告表中。在现场监查中，监查员将对照源数据核对病例报告表中的数据记录。

最终研究报告

法规要求每项已完成的临床研究，研究者应撰写最终报告，并递交给申办方。报告同样需要递交到伦理委员会。

保存记录

要求研究者将所有研究记录保存在一个设有访问权限限制的安全设施中，直至以下期限到期：

- 收到申办方关于药物 / 医疗器械的研究适应证已获批准通告的至少两年之后。
- 或者，如果研究适应证未获批准，在研究完成或中止至少两年之后，并已由申办方通知 FDA。

> 建议研究者在销毁任何研究记录之前，联系申办方以确保遵守法规要求。

大多数申办方会在研究合同中写明研究记录保留政策；研究者在没有申办方的书面批准下，不应对研究数据进行处置。

研究者应该告知申办方关于研究资料保管的任何变动，包括保存地点、处置或保管方式。在出现任何研究记录的处置问题时，建议研究者应联系申办方以确定与法规和合同要求相一致。

研究 – 申办者的责任

对于没有公司或其他机构作为申办方的研究，个人也可以通过承担研究申办者的角色和责任来成为临床研究的申办方，这也是 FDA 所监管的。根据 21 CFR 312.3 的定义，"发起临床研究的研究者（sponsor-investigator）是指同时承担一项临床研究的发起和实施责任的个人，并且在他的直接指导下，进行研究药物的管理和分发"。这个术语并不适用于指除了研究－申办者个人之外的任何人。这意味着研究－申办者能够承担申办方和研究者二者的所有责任。申办方的其他任务还包括 FDA 要求的管理报告工作，及其相关药物生产的责任和管理问题（包括给研究药物做恰当标签），安全性的评估，确保在 IRB 通过后才分发临床材料到研究地点，告知研究者所需信息，并监查所有研究者。

之前所说明的申办方责任同样适用于发起研究的研究－申办者。

研究－申办者需要注意的其他事项

责任问题

对于申办方发起的临床研究，公司、机构、研究者分担研究对受试者造成的相关伤害责任。对于研究者发起的临床研究，研究相关的伤害责任完全由研究者及其机构承担。

利益冲突

研究－申办者可能存在利益冲突，特别是当研究者可从项目中获得经济收益或职业生涯的提升。FDA 要求在产品被允许上市之前，研究者应提供所获经济补偿的所有相关文件。

合同

研究－申办者必须具有与研究实施有关的所有合同，且必须经有关医疗机构办公室审查和批准。

临床物资供应

为研究提供适当的临床物资供应是申办方的责任。在审查非商业性申请或商业性申请时，FDA 会关注生产事项。当药物生产分级材料无法提供时，则要求提供有关产品成分识别、提纯和无污染的文件。通常由有资质的实验室对每个批次临床物资进行检测。

申办方—研究者—机构之间的交互关系

　　申办方、研究者和机构（包括 IRB）之间的关系可能是复杂的。一般，申办方和 IRB 并不进行直接联系，是通过各研究中心进行沟通。这是为了使研究者知晓研究的所有事项和关注点，使研究者对研究的实施负责，并防止申办方给 IRB 批准研究以任何压力。然而，FDA 并没有阻止 IRB 和申办方之间的直接联系，有时这是解决问题最有效的方法，可以多联系。例如：关于申办方政策解读，多中心临床试验使用中心伦理审查提高效率，以及向多个研究中心报告申办方发现的可疑不良反应等问题。

　　要求 IRB 应以书面形式通知研究者关于研究项目的审查决定，包括同意、不同意、做必要修改。研究者必须提供给申办方这份书面决定的复印件，因为研究的实施应遵从知情同意和 IRB 的规定，申办方同样负有责任。大部分申办方在取得所有机构同意和其他要求的书面材料之前不会分发研究产品。

参考文献

1. FDA guidance document, "Frequently Asked Questions-Statement of Investigator (Form FDA 1572)," issued May 2010, page 15.

第6章
行为学研究相关问题

通过学习本章，读者将能够：
- 明确什么是涉及人类受试者的研究。
- 描述行为学研究潜在的风险。
- 提出保护患者隐私和机密的措施。
- 识别何时适合免除知情同意或知情同意签字。
- 解释欺瞒相关的问题。

引言

当人们谈到研究，特别是研究风险时，往往想到的是医学研究。这是因为人们对研究和研究伦理的关注多集中于生物医学研究本身的危险，以及研究者违背伦理所带来的伤害。然而，药物、医疗器械和其他医学干预措施只是整个研究王国的一部分。许多研究则是探讨人类行为、社会科学、教育、人类学、流行病学及其他类似领域。简言之，这些将被归为广泛意义上的"行为学研究"。以下问题对生物医学研究者同样重要，因为大部分问题在生物医学研究中多少也会出现。

联邦法规

行为学研究和 IRB 的关系有时让人觉得不那么融洽。现在的学术文章中充斥着关于行为学家与联邦法规之间的争斗，以及他们与 IRB 一起工作的种种。这些法规确实主要针对的是生物医学研究的定量研究方法；但也包括适用于行为学定性研究的有关条款。以下内容将为开展行为学研究的研究者提供简要指引。

接受卫生与公共服务部（DHHS）资助的学院或大学必须有联邦承诺（Federalwide Assurance, FWA）。FWA 是机构对 DHHS 做出的承诺，即机构承诺将遵从联邦法规第 45 篇 46 部关于人类受试者保护的条款。十五个联邦部门接受"《通则》"，在他们各自的法规中采用相同的文字内容表述。国防部、能源部及法务部，以及其他一些部门则有关于涉及人类受试者研究附加的法规。鼓励研究者向他们的 IRB 咨询，确定他们的机构是否要求非联邦资助项目也应适用《通则》；某些特别的资助机构有附加要求。本章的指引基于《通则》。

伦理审查类型

《通则》允许根据研究风险程度的不同，有三种水平的初始和跟踪审查。研究可属于免审范畴、简审或会审范畴。每一类别的要求有助于研究者计划他们的研究，也有助于他们完成伦理审查提交。第一步是要确定研究是否涉及人类受试者，是否受《通则》监管。

该课题属于涉及人类受试者的研究吗？

《通则》赋予 IRB 审查监督"涉及人类受试者研究"的权利。因此，提交 IRB 审查的项目必须既是"研究"，也涉及"人类受试者"。关于不涉及人类受试者研究的政策制度，应咨询你的 IRB。

该课题是研究吗？

联邦法规将"研究"定义为一项**系统的**调查，包括研究的开发、测试和评价，设计用以产生或有助于产生**可推广应用的**知识。

如《贝尔蒙报告》中所述："'研究'意在通过设计一种活动，以验证假设，得出结论，并得以形成或有助于形成可推广应用的知识（例如：表现为理论、原则及对相互关系的说明）。研究通常以一个正式方案来描述，设定目标，并以一系列的操作程序达成这一目标。"若项目不针对假设得出结论或并不有助于形成可推广应用的知识，则此类项目不属于《通则》所述研究范围之列。

举例：近年美国历史学会和口述史学会质疑口述史是否符合联邦法规

关于研究的定义，是否属于联邦强制实施的 IRB 审查范围。口述史学会对口述史的定义是："口述史是一种搜集并保护历史信息的方法，记录被访谈者关于过去事件或生活方式的谈话内容。"2003 年，人类研究保护办公室（OHRP）发布了一项声明："历史学家并未对历史和社会发展产生可推广应用的原则，也并未探究能够具有预测未来的自然法则，也不适用于为达成目标，在其他情境下推广应用。"因此许多 IRB 并不认为口述史活动属于《通则》所涵盖的研究范围之内，而只是用来记录个人过去的生活和记忆。

该项目涉及人类受试者吗?

如果你的研究符合《通则》关于研究的定义，那么下一步就是要确定项目是否涉及人类受试者。

联邦法将人类受试者定义为一个**有生命的**个体，研究者（无论是专业人员还是学生）对其进行研究：①通过与个体进行**交流**或对其**干预**而获得数据；②获得**可识别身份的**私人信息。因此，如它涉及有生命的个体，且至少满足以下一种情况，则可认为项目涉及人类受试者：

1. 与个体进行交流或对其干预

交流是指研究者和受试者之间的沟通，或人际接触。不论是当面交流，还是电话、邮件或是其他形式的沟通。干预包括身体上的操作程序（如静脉穿刺），出于研究目的对受试者或受试者所处的环境进行的操控。

2. 研究涉及可识别身份的私人信息

"可识别的"意指受试者的身份可以或可能很容易被研究者确定。"直接标识"的例子包括受试者的姓名、社会保险号和电话号码。在某些情况下，"可识别的"也指能用于识别受试者的综合数据；例如：综合受试者的年龄、工作、雇主和性别，或综合编码和密钥，能让研究者识别并将私人信息和特定的个体关联。注意：更多关于编码数据是否被认为是涉及人类受试者的研究请参见 www.hhs.gov/ohrp/policy/cdebiol.html。

私人信息包括这样一些信息，即个人认为其行为发生时所处环境没有外人观察或记录，有关此类行为的信息属私人信息。私人信息还包括个人因为特殊目的而提供的信息，以及个体合理预期这些信息不会公之于众（如学校的记录）。

如果项目属于研究，但不涉及《通则》所规定的人类受试者的定义，则无需 IRB 审查。

举例：研究者获得不含有任何标识的数据集和二手数据。

以下三个部分对符合联邦法规关于涉及人类受试者研究标准项目的审查层次做了分别阐述。

免除审查的研究

《通则》定义了免于受试者保护审查要求（免审）的研究类别。通常是指一旦免于审查，IRB 的年度审查将不再需要。在多数研究机构，研究者不可以自己做出免审决定。如果您认为您的研究可免于审查，则向您的 IRB 办公室进一步核实有关信息。以下免审类别通常适合行为学研究。

注意：免审类别不适用于涉及囚犯的研究。

- 在已有教学模式或通常被接受的教学模式的情境下开展的，涉及正常教育活动的研究，例如：教育指导的技术，已有课程内容以及课堂管理策略等活动。

  注意：即使某些教育相关研究免于伦理审查，它仍可能受美国教育部有关法规制约。

  a. 家庭教育权利及隐私法案（FERPA）：FERPA 保护学生教育记录的隐私性。更多信息见 www2.ed.gov/policy/gen/guid/fpco/feypa/index.html。

  b. 保护学生权利修正案（PPRA）：PPRA 目的在于通过以下措施保护家长和学生的权利：

    i. 家长有权查阅其子女参加的教育部资助的调查、分析或评估研究的指导材料；

    ii. 如果这些研究披露某些特别的数据，如政治面貌、收入或其他令人尴尬或污名化的信息，则需在儿童参加教育部资助的调查、分析和评估之前获取家长的书面同意。

    更多信息见 www2.ed.gov/policy/gen/guid/fpco/ppra/index.html。

- 研究涉及使用教育测试（认知、诊断、能力和成绩）、调查程序、面谈程序或公共行为的观察。有几种情况例外：

  a. 儿童：涉及儿童的调查、干预程序或公共行为的观察不得免审。除非在公共行为观察中研究者不参与被观察的行为。

b. 成人（非公众官员或竞选公职）：研究涉及的信息是以受试者能被识别的方式记录，直接或间接通过识别符与受试者关联。如果受试者的回答在研究环境之外能够使受试者产生刑事或民事责任，或破坏其资信、就业或名誉，则不能豁免伦理审查。

注意：如果属于联邦法一律要求保密的范畴，则具有这些特点的研究或可豁免审查。

- 如果研究涉及搜集或研究已存在的数据、文件、记录、病理标本或诊断标本，若这些来源是公众可及的，或者这些信息由研究者以受试者不被识别的方式记录，或不会直接或间接与受试者关联。则有一些与此豁免相关的概念需要解释：

a. 已存在：法规使用名词"已存在"是指数据、文件、记录在研究提出时就已存在。研究提出使用的材料并非在当时已存在，或要在将来搜集，则不可被豁免。许多情况下，这些类型的研究可以经简审程序审查。

b. 公众可及："公众可及"这一名词并未在法规中做出规定。许多IRB 认为这意指信息在市场上可购买和／或任何人均可获得（如电话号码簿）。

注意：有时并不认为涉及编码材料的研究是涉及人类受试者的研究。更多信息来自 IRB 或 www.hhs.gov/ohrp/policy/cdebiol.html。

- 由部署领导批准或实施的研究，用以探究或评价公共受益和服务计划。对于这一类研究免于审查需满足以下标准：

a. 研究项目必须提供公共受益和服务（例如：由美国老人法案提供的社会保障或社会服务的财务受益）。

b. 项目必须得到特别联邦法定授权。

c. 没有法规要求 IRB 审查。

d. 研究项目不涉及显著的身体创伤或侵犯受试者隐私。

简审

根据《通则》，如果研究符合以下两个标准则可以由 IRB 主席或其委派的一到多名有经验的委员进行审查：

- 对受试者的伤害不大于最小风险。《通则》规定"最小风险"为研究的预期伤害或不适，在程度及可能性上不大于日常生活、常规体检、心理检查或测试时所遇到的风险。
- 符合法规所规定的九个类别之一。

这一过程称为"简审"。经简审项目在研期间至少接受每年一次的跟踪审查[1]。以下几类多适用于行为学研究：
- 研究涉及已搜集的数据、文件或标本，或涉及仅出于非研究目的将要搜集的数据、文件或标本。
- 研究个体或群体的性格或行为（包括但不限于，关于认知、语言、交流、文化信仰或实践以及社会行为的研究）；采用调查、面谈、口述史、小组聚会、计划评价、人类因素评价或质量保证等方法学的研究。

  注意：以上一些研究可属于免审查范畴。
- 从出于研究目的记录的声音、视频、数字或图像中搜集数据。

对研究生理和 / 或遗传特点与行为之间关系的研究者而言，还有一些其他类别值得一提：
- 经指尖、足跟取血，或静脉穿刺采集血样。
- 通过非侵入性的方法前瞻性采集生物标本。
- 借常规医疗中非侵入性的方法搜集数据。

  注意：这类简审有限制，诸如采集的血量，采集生物标本和数据可接受的最小风险的程序。有关信息可见 www.hhs.gov/ohrp/policy/expedited98.html。

会审

不符合免审范畴或简审范畴，并且涉及大于最小风险的研究必须经 IRB 会议审查（会审）。经会审批准的研究项目每年接受至少一次跟踪审查，或根据研究风险，接受多次跟踪审查。

---

1 译者注：新的《通则》修订后，简审通过的项目，跟踪审查采用简审即可。

研究风险

因为多数没有身体上的干预，行为学研究通常不会使受试者有躯体健康的风险。但行为学本身有其风险。这类研究的风险多为破坏隐私、泄露保密信息。还有一些因研究程序不同，还可能导致心理伤害。当评价研究的风险时，研究者、IRB 及志愿受试者必须考虑各种潜在伤害。研究者应当预估可能存在的问题，并设计研究方案使之能够给予受试者充分的保护。传统意义上的风险 / 受益的平衡也在某种程度上被改变了，因为对于个体受试者而言很少有受益，只是有科学与社会获益。

隐私与保密

通常行为学研究比生物医学研究引发更多对隐私和保密的关注。隐私及保密问题所带来的伤害取决于研究的焦点。伤害包括社会伤害，如窘迫、污名或丧失社会地位，以及对志愿受试者家庭和社团带来同样的伤害。经济和法律风险包括失业、起诉、被捕、刑事或民事责任。作为保护人类受试者的主旨之一，人们应当知晓即使他们没有遭受伤害，也可能被误解诽谤。这一理念关注的是个体和社会的权利，我们有权利期望我们私人行为将保持私密。其他人拥有的关于我们的信息也将会被保密，且只用于原本意向中的目的。

隐私是指志愿者控制外人看到、触及或获取其信息的能力。隐私的程度与所搜集的信息的敏感程度以及患者群的文化规范有关。侵犯隐私包括：未经同意拍照和录影，在公共场合询问私人问题，裸体时被外人看见，实施私人行为时被观察，披露流产、HIV 感染状态或违禁药品使用等敏感信息。良好的研究设计应包括保护受试者隐私的措施，例如：

- 选择尊重潜在志愿者隐私保护要求的招募方式。
- 确定在私密房间进行个人面谈是否比小组面谈更为合适。
- 限制搜集敏感讯息，搜集最小的信息满足研究目的即可。
- 在搜集敏感的可识别身份的信息之前，获取间接受试者的同意。

保密是对隐私概念的延伸；它是指志愿者了解并同意储存及分享可识别其身份信息的方式。可识别身份的信息可以是纸质、电子或视频信息，如照片。以下预防措施可用于私人信息的保密：

- 要求个人签署保密承诺保护可识别身份信息的安全和机密性。
- 将纸质记录存放于安全地点，且只有研究相关人员可以取用。
- 只要在可行的情况下，将标示符从研究相关信息中移除。
- 采用密码和加密技术保护网络调查搜集的数据。
- 采用访问权限和密码保护计算机资料。

关于隐私和保密的更多信息见 www.wirb.com 网站的 WIRB 申请表。

保护受试者的额外措施

保密证明

"保密证明"（Certificate of Confidentiality）是保护研究受试者隐私的重要机制。"保密证明"是由美国国家卫生研究院（NIH）和其他 DHHS 部门核发，保护研究者免于被迫泄露（强迫暴露）能识别参与研究的患者的信息，从而保护受试者的隐私。无论是在联邦、各州或地方，他们允许研究者在任何民事、刑事、行政、法律或其他诉讼中拒绝泄露能识别研究参与者的信息。但这并不阻止研究者自愿揭露一些问题，如：虐待儿童、应报告的传染性疾病，或患者威胁伤害其本人或他人；然而知情同意书中必须说明研究者是否会进行自愿报告相关信息。另外当受试者书面表示同意公开信息时，研究者也不能依仗有"保密证明"而扣留数据。

"保密证明"并不保护意外或故意泄露机密。因此研究者必须确保有恰当的措施保护患者的信息。

"保密证明"可用于行为学、生物医学或其他类型的研究。研究搜集的信息如泄露则可能对志愿者产生不利后果，或损害他们的资信、就业、保险或名誉（如敏感信息），或将他们与犯罪或民事诉讼相牵连。敏感信息如：

- 志愿者的心理信息。
- 志愿者的性态度、取向或性活动的信息。
- 滥用药物或其他违法行为的数据。
- 人类免疫缺陷病毒（human immunodeficiency virus, HIV）感染、获得性免疫缺陷综合征（acquired immunodeficiency syndrome, AIDS，艾滋病）或其他性传染性疾病的信息。
- 遗传信息。

有些项目不适用于"保密证明"，包括以下活动：

• 不是研究。

• 不搜集个人可识别身份的信息。

• 不经 IRB 审查和批准。

• 搜集的信息如果泄露也不会显著伤害研究参与者。

"保密证明"并不限于联邦资助的研究，但研究的主题必须隶属于 NIH 的任务范畴。其他信息，包括其他 DHHS 部门的联系名单见 NIH 网站 http://grants1.nih.gov/grants/policy/coc/index.htm。

隐私证明

美国国家法律研究所（National Institute of Justice, NIJ）并不核发或接受"保密证明"。接受 NIJ 资助的研究者必须依据司法部保密条例（42 USC 3789g）申请"隐私证明"。这使得研究过程中搜集的可识别身份的信息免于法律诉讼。更多信息见 NIJ 网站 www.nij.gov/nij/funding/humansubjects/privacy-certificate-guidance.htm。

与研究程序有关的情绪或其他风险

实施行为干预或数据搜集工具可能涉及心理伤害，如焦虑、抑郁以及情绪或行为疾病的激发。症状可轻可重。当研究者选择和使用数据搜集工具或干预措施时，应考虑到其研究对象的特殊敏感性。他们要也能确保他们充分了解患者群体，并能将潜在风险最小化。如果发生状况时，也能处置相关问题。

尽管躯体伤害在行为学研究中并不常见，但如果泄露了他们参与某些研究的保密信息，比如关于黑帮活动或家暴，则志愿者会有身体伤害的风险（如受到报复）。国家科学基金会在其网站上指出一种潜在伤害的风险，即参与研究可能无意间强化受试者不道德行为倾向。这包括无意间强化了危险行为或其他不良行为，如关于药物滥用的研究。

弱势受试者

当某人能够权衡其个人目的并相应付诸行动，这样的人则具有独立自主的能力。自我决定的能力随着年龄的增长而不断增加。个人可能会因身体疾病、精神障碍或因环境因素严重限制其自由而丧失这种能力。法规定义的"弱势群体"也会包含某些自主能力受限的个体，即无法做出知情同意。这类人群包括儿童、某些精神障碍者、痴呆、认知障碍者及囚犯。许多机构也将老人、学生、雇员定义为弱势人群，需要研究者和 IRB 特别关注。因需避免给其胎儿带来不必要的风险，且在怀孕期间需对孕妇有更多健康关注，法规要求 IRB 将孕妇作为弱势人群。实施弱势群体的研究需对其做出额外的保护，例如：需见证人、咨询人/代言人、在特定阶段正式更新知情同意，并限制研究范围。

知情同意

有关书面知情同意和知情同意过程的详细讨论见第 9 章。《通则》对知情同意的总体要求可能不适用于某些行为学研究。如下所示，IRB 有权改变或免除部分或全部的要求：

免除书面知情同意

在以下任一情况下，IRB 可豁免研究者获取部分或全部受试者书面签署的知情同意书：

- 知情同意文件是联系受试者和研究的唯一记录，且研究主要伤害的风险来自泄密。要询问每一位受试者是否愿意保留说明其与研究关联的文件，要尊重受试者的愿望。
- 对于违法行为（如吸毒）、高度敏感题目（如酗酒、性虐待、家暴）的社会行为学研究需注意两点关键问题。一是要有保护隐私和机密的措施，这些措施在知情同意时就要告知受试者，此点尤为重要。二是注意避免潜在的胁迫，也就是威胁剥夺权利或自由，或是歧视拒绝参加研究的人员。
  举例：研究涉及面对面调查危险性行为与 HIV 传播的关系。调查时不搜集受试者的身份信息。
- 研究不大于最小风险，且在脱离研究环境的正常情况下，也不要求签署书面知情同意书。IRB 有时要求研究者提供要告知受试者有关内容的脚本，或者提供受试者书面知情告知页。

举例：邮件或电话调查。

改变或免除知情同意

IRB 可批准不包含或改变部分及全部知情同意要素的知情同意过程，或可豁免获得知情同意，条件是：

- 研究不大于最小风险。
- 豁免或改变知情同意不会对受试者权益构成不利影响。
- 如果不豁免或改变知情同意将使得研究不可行。
- 在任何恰当的时候，受试者都会在其参与研究结束后获取其他相关信息。

举例：研究涉及关于研究意图的欺瞒。受试者在结束研究后被告知研究真正的目的。

欺瞒

研究中的欺瞒主要是故意误导受试者，或隐藏有关研究目的或程序的全部信息。如有可行的替代方法，则欺瞒就不应使用。

欺瞒可以秘密观察或在获取知情同意时并不完全告知的方式进行。欺瞒会干扰受试者的知情同意能力。这样做，其本身被认为是错误的，因为知情同意对受试者的保护受到了限制，也破坏了信任和真实。无论何时知情同意的保护能力以何种方式被破坏，都会增加伦理的关注。因为受试者被剥夺了保护他们自己利益的机会。因此，许多 IRB 要求欺瞒或整个研究项目都不大于最小风险，且足以免除部分或所有的知情同意要素。

对某些类型的行为学调查，欺瞒被质疑是否有必要，因为不同环境下人类的行为也会不同，参与者了解所有信息将使得研究结果出现偏倚。联邦法规允许使用欺瞒，但有限制。使用欺瞒必须有科学和伦理的合理性，并得到 IRB 的批准。假使研究只能在未完全告知的情况下进行，那么缺失的信息不应增加研究的风险。在志愿者结束参与研究时应得到完整的事后说明，或不晚于数据搜集获得结论之时得到说明。事后说明可以是一个正式的过程，包括评价志愿者对事后说明的反应；也可以是一个非正式的讨论形式。

研究参与者在任何时候都应有机会询问并获得新的信息，并有机会退出研究且可移除他们的数据。在很少的情况下，事后说明并不合适。例如：事后说明有可能伤害受试者，或是研究的设计使得事后说明并不可行。专业组织，如美国心理学会（American Psychological Association, APA）和美国社会学学会就这一题目提供了其伦理规则，见 www.apa.org/ethics/code/index.aspx#807 或 http://asanet.org。

总结

行为学研究的题目，以及与之相匹配的研究方法的多样性，是行为学研究领域的独特之处。研究方法包括调查、面谈、问卷、记录回顾、观察（参与、公开或隐蔽）和在实验室或田野环境中各种不同的心理和社会学干预。每一方法都有其伦理和科学考虑。

实验室和田野实验可能不会有隐私和保密问题的关注，但可能涉及知情同意的问题，也涉及全部类型的研究风险。调查和面谈研究则正相反，并不关注知情同意，但可能有保密的问题。记录回顾则既有知情同意问题也有隐私问题。网络研究的不断进步挑战了关于隐私、保密和人类受试者的传统定义。因此，研究者设计研究时应设法使研究方法的副作用最小化，不仅要考虑法规要求，也要关注研究对象的文化习俗。

参考文献

1. Belmont Report; Ethical Principles and Guidelines for the Protection of Human Subjects Research. Federal Register Document 79-12065

2. Bankert EA and Amdur, RJ (eds): Institutional Review Board: Management and Function 2nd Edition; Boston Jones and Bartlett Publishers; 2006

3. National Science Foundation: Interpreting the Common Rule for the Protection of Human Subjects for Behavioral and Social Science Research www.nsf.gov/bfa/dias/policy/hsfaqs.jsp

4. 45 CFR Part 46

5. C.K. Gunsalus et al, The Illinois White Paper: Improving the System for Protecting Human Subjects: Counteracting "Mission Creep," Qualitative

Inquiry 2007 13:617.

6. Human Subject Regulations Decision Charts, The Office for Human Subjects Protections (2004)

    www.hhs.gov/ohrp/policy/checklists/decisioncharts.html

7. OHRP-Guidance on Research Involving Coded Private Information or Biological Specimens (2008)

    www.hhs.gov/ohrp/policy/cdebiol.html

8. Human Subjects Protection Resource Book, U.S. Department of Energy 2006

    http://humansubjects.energy.gov/doe-resources/files/HumSubj Protect-ResourceBook.pdf

9. WIRB Investigator Handbook:A Guide for Researchers

    www.wirb.com/Pages/DownloadForms1d.aspx

10. WIRB Initial Review Submission Form

    www.wirb.com/Pages/DownloadForms.aspx

专业组织

- American Anthropology Association:

  www.aaanet.org

- American Educational Research Association:

  www.aera.net

- American Folklore Society:

  www.afsnet.org

- American Historical Association:

  www.historians.org

- Association of Internet Researchers:

  http://aoir.org

- American Political Science Association:

  www.apsanet.org

- American Psychological Association:

www.apa.org

- American Sociological Association:

  www.asanet.org

- Oral History Association:

  www.oralhistory.org

第7章
研究结果的发表

通过学习本章，读者将能够：
- 解释为什么研究者、管理者、医院、大学和研究的申办者对研究结果的发表和公布有不同的期望。
- 探讨发表研究结果对研究者、申办者、其他研究人员、医院、大学和公众的影响。
- 在研究开始前识别并最大限度地减少潜在的冲突。

引言

据调查，本科或硕士学历的专业人员大都通过阅读，尤其是阅读同行评审的期刊以获取新知识。因此，研究能及时以恰当方式发表，且数据准确和清晰就显得尤为重要。然而，对于舞弊造假等不当行为，科学出版刊物也不能幸免。

Marcel Lafollette 在他 1992 年出版的《窃取印刷》(*Stealing into Print*)一书中如此定义科研舞弊：作者、编辑或审稿人通过发表虚假的结果以获取不正当的利益或故意伤害其他个人或团体。以下情况均在科研舞弊之列：
- 现有数据不存在或"编造"数据。
- 篡改或者故意修改证据。
- 抄袭。
- 作者署名失实。
- 因私利无故拖延审查或发表。

此类行为可能是出于个人原因（如个人声誉、职业发展、来自机构的压力而必须发表），或经济原因（如钱财、投资意向、市场竞争优势）。另一个原因则是研究者与研究资助的来源之间可能存在利益冲突。这种利益冲突是对研究者责任和独立性的直接挑战，也会使得研究者、申办者和研究所开展机构之间的关系相当紧张。本章节旨在阐述涉及科研出版物时，申办者和研究者之间利益冲突的一些关键问题。

> 专业人员大都通过阅读，尤其是阅读当前同行评审的学术杂志和期刊来获取新知识。研究结果应以恰当方式及时发表。

从考古学、心理学到工程学、医学等任何领域都存在科研舞弊的现象。然而就媒体报道而言，医学领域的不当行为往往更受瞩目，究其原因可能有以下两个方面：其一是与健康相关的问题是大众普遍关注的，其二是与健康相关的科研项目相对更容易获得政府机构、制药和生物技术企业的资助。因此，本章节重点关注生物医学研究，尤其是由企业资助发起的医学研究。需要说明的是，本章所提到的一些问题和原则并不单单针对生物医学或制药研究，而是适用于所有外部资金支持的科学研究。

有一些政府和企业申办者资助的研究，其重要的安全性信息并没有向该研究领域、公众或患者公布，甚至隐瞒了这些信息。有鉴于此，过去的十年中关于发表临床研究结果的要求得到了普遍广泛关注。2006 年国际医学期刊编辑委员会（International Committee of Medical Journal Editors, ICMJE）制定了投稿须知，包括《英国医学杂志》（*British Medical Journal*, BMJ）、《美国医学会杂志》（*Journal of the American Medical Association*, JAMA）、《新英格兰医学杂志》（*New England Journal of Medicine*, NEJM）和《柳叶刀》（*Lancet*）在内的国际权威同行评审医学杂志都沿用这项须知。其后，一批其他同行评审的生物医学杂志也参照 ICMJE 制定了相应的投稿指南和伦理政策。

主要要求有：

公开资助人：任何形式的资助均须公开；任何可能影响研究结果公正性和客观性的利益冲突均须公开化和透明化。2010 年 ICMJE 发布的补充须知中，针对作者的利益冲突制定了标准报告格式。

公开作者的贡献度：作者名单须准确反映每位作者对文章的实质性贡献。作者职责和贡献的公开化、透明化有助于防止"影子作者"（即对文章有实质贡献却未被列为作者）和"客座作者"（即对文章的实质贡献不足以列为作者）的现象。

发表原始研究结果：杂志或刊物更希望仅考虑未经发表的原始研究。一些研究结果重复发表可能使得后来 Meta 分析的结果产生偏差，继而影响健康或诊疗决策。

临床试验注册：医学期刊 / 杂志的编辑要求临床试验在发表之前，手稿必须发布在公众可及的注册网站予以公示。以上举措有助于增加研究结果的透明度，便于有机会对研究发现进行审查和分析。

2007 年，美国联邦法规颁布了临床研究结果传播管理制度。美国食品药品监督管理法修正案（FDAAA）801 节规定，Ⅱ b 期 ~ Ⅳ期临床试验无论是否得出确切结论、无论研究结果是否发表，均需提交临床研究总结报告。不遵守上述规定者将被处以最高 10 000 美元 / 天的罚款，或在问题被指出后 30 天内仍未修改者，美国国家卫生研究院（NIH）将会撤回研究经费。对于药物首次批准前的临床试验和已批准药物扩大适应证的研究，申办者可获准延迟报告研究结果，但期限不超过 3 年。相关国家单位有责任监督所有开展的临床试验要在临床试验注册库（www.clinicaltrials.gov）登记注册，FDA 则负责监督临床试验的开展是否符合法规的要求。

同样，《赫尔辛基宣言》（2008 版，指南第 33 条）要求申办者和研究者向临床试验的志愿受试者公开研究结果。在欧盟国家开展关于已批准上市及未批准上市药物的临床试验，欧洲药品管理局（European Medicines Agency, EMA）尚未要求公开其试验结果总结。

美国食品药品监督管理局（FDA）不反对医药公司资助研究者发表研究数据或临床试验文章，但同时指出这种情况下研究者的独立性可能会存在一定的问题。研究者是否真正撰写了临床试验文章？研究的申办者是否提供了医学作者的帮助？如果是，那么研究者到底有多少贡献？此外，可能还有发表时限的问题：当申办者对研究的结果数据不甚满意时，是否试图尽可能地延迟（或停止，这是极端的情况）发表？问题的答案往往不如表面看起来那么简单。以下是两个具体的实例：

> 对于申办者发起的研究项目，FDA 重点关注发表的独立性，以及申办者对研究独立性的影响。

案例一：Betty Dong 博士与 Boots 医药公司

1997 年 4 月 16 日，美国加州大学 Betty Dong 博士等在 *JAMA* 上发表了一篇左甲状腺素仿制药和左甲状腺素品牌药治疗甲状腺功能减退症生物等效性的研究。研究应用当时 FDA 生物等效性的标准，将两种仿制药（Geneva Generics 和 Rugby）和两种品牌药［Synthroid, Boots 医药公司（现在的 Knoll 医药公司）；和 Levoxine（现在的 Levoxyl），Daniels 医药公司（现在的 Jones 医药产业公司）］进行比较。这项研究部分由 Flint 实验室，也就是 Synthroid 的生产商资助（Flint 实验室在研究期间被 Boots 医药公司接管）。按照常规，Betty Dong 博士与 Flint 实验室签署了一项合同。公司委派代表定期进行实地访查，研究者也会定期向生产商提供研究数据。

根据 FDA 对口服制剂的标准，初步分析的结果显示，四种药物制剂具有生物等效性，这意味着以上药物制剂在临床上可以互换使用。在结果分析中，研究者做过计算，如果用仿制药或另外一个品牌的制剂替换 Synthroid，那么每年大约会节省 3.56 亿美元。这一结论是在 1990 年得出的，但直至 1997 年才得以发表。那么在中间 7 年的时间里到底发生了什么？

很显然，申办者和研究者在发表研究结果的问题上存在利益冲突。研究者认为研究结果具有重要的临床意义，应该对外公布。然而对于申办者，他们担心研究结果的发布会使得仿制药抢占品牌药的市场份额。在这种情况下，申办者则试图阻止研究结果的发表。公司向加州大学旧金山分校（UCSF）所在管理部门投诉研究并没有依照研究方案开展，在病例选择、依从性、可靠性检验以及数据统计学分析上均存在问题，从而导致研究结果的偏倚。UCSF 因此展开了一项内部调查，并针对投诉予以回复，结论是研究并不存在大的问题。调查结果显示，研究严格遵照合同内容开展，因此支持发表研究结果。在近四年的审查时间里，UCSF 注意到，几乎将所有的研究数据都提供给了 Boots 医药公司，公司也对拿到的数据进行了仔细地检查。UCSF 因此指出，已再没有理由压制研究发表，否则将是"对学术自由的空前侵犯"。

> 压制研究结果的发表可被看作是对学术自由的侵犯。然而，申办者则可能是出于其他方面的考虑（比如专利侵权、商业利益、责任问题）。

1994 年 4 月 Betty Dong 博士向 *JAMA* 投稿，同时递交一封信，信中说明研究的资金来源以及申办者对研究结果的质疑。而原本拟在 1995 年初刊发的稿件却被 Dong 博士临时撤回，原因是 "Boots 医药公司即将发起对 UCSF 和研究者的诉讼"。诉讼的提请基于以下合同条款："研究方案中所有的信息均是保密的，仅能用于研究者开展本项研究。研究中获得的数据同样是保密的，未经 Flint 实验室书面同意，不得公开发表或泄露。"UCSF 没有授权发表的权利，大学律师表示，如果作者擅自发表，若对簿公堂，大学将无法为其辩护。

有趣的是，同大多数的美国大学一样，加州大学明令禁止对出版权的限制。事实上，加州大学的劳动雇佣合同（与 Betty Dong 博士签署的）中明确表示 "研究结果可以发表或及时公布，只有这样的研究才能在大学开展"。所以，以上事件到底是怎么发生的呢？事实是，与医药公司签署的合同常常包含限制性条款，但极少有阻止发表的限制。Dong 博士和她的同事们相信，不论这些合同内容如何，都不能阻止研究结果的发表。

> 与医药公司签署的合同可能含有限制性条款。对未经申办者同意不得发表的机密条款需多加注意。

1996 年 4 月 25 日华尔街日报的一篇文章对此事的报道引起了公众的广泛关注。文章引用 Boots 医药公司总裁 Carter Eckert 的原话："我阻止了一项错误的研究，从而使得近百万患者免于风险"。此外，1994 年 Boots 医药公司（现在的 Knoll 医药公司）收到 FDA 的通知，内容是 1992 年由 Boots 公司研究人员发表的一篇文章存在引起误导的研究信息，公司应阻止该文章的进一步传播。该文章的结论是，经超过 48 小时的研究，对于正常志愿受试者，Synthroid 的生物利用度要优于 Levoxine，而这一结论正与 Betty Dong 博士的研究结论相悖。FDA 认为该研究的设计并不适用于生物等效性研究，还特别指出 "需要一项复杂设计的、涉及长期稳定控制的甲状腺功能低下人群的、并且观察多项终点结局指标的临床研究"（恰恰是 Dong 博士和她同事的研究方案设计）。Knoll 公司在对 FDA 的回复中提到了 Dong 博士的研究，但却认定她的研究 "毫无价值"。但 FDA 对此不以为然，认为 Dong 博士的研究适用于生物等效性研究，并且指出 Knoll 公司此前未公布 Dong 博士的研究结果是错误的。

鉴于 FDA 的压力和公众的监督，Knoll 公司终于同意发表 Dong 博士的研究。*JAMA* 发表研究文章的同时还发表了一封 Knoll 公司对延迟和反对发表研究结果的道歉信。研究者 / 作者对此事的驳斥也一同发表。成本核算附在讨论部分。杂志编辑的社论也很有意思：

　　我们从不宣称我们发表的研究是完美的，这篇文章只是最好的研究文章之一，我们审稿时也尽可能更加专业。据以往经验，审稿人挑不出问题的研究极少……我们认为这是一项由一群敬业的研究人员开展的、设计合理的、能回答重要临床问题的研究。难以想象，如果研究结果表明是 Synthroid 更好的话，申办者会不会还如此穷尽所能地延迟和阻止研究结果的发表？

案例二：David Kern 博士与 Microfibres 公司

　　第二个例子讲述的是一名医生 / 研究者对工厂发生的职业病的调查研究。这位医生 / 研究者是 David Kern 博士，布朗大学医学院副教授、大内科主任，且从 1986 年起一直担任罗得岛纪念医院职业与环境健康服务部（Occupational and Environmental Health Service, OEHS）主任。Kern 博士担任 OEHS 主任的职责是根据需要为当地企业和机构提供职业和环境健康危害的咨询服务。

　　1994 年罗得岛波塔基特（Pawtucket, R.I.）的 Microfibres 纺织工厂的一名工人出现气短的症状，病情不断加重，很明显是间质性肺病（interstitial lung disease, ILD）。Kern 博士和一些医学生对工厂进行了实地访查，这也是医学院安排的每六周一次的现场实习。在进入工厂之前，公司官员让 Kern 博士和实习学生签署了一份协议，承诺不会泄露商业机密。这次实地访查，Kern 博士和学生们在工厂中没有发现明显的导致这名工人发病的因素。

　　1996 年初，Kern 博士得知纺织工厂的另一名工人也得了 ILD。Kern 博士随即通知了公司和国家职业安全卫生研究所（National Institute for Occupational Health and Safety, NIOSH）。1990 年在该公司的加拿大工厂曾有过类似的 ILD 病例"发生"，Kern 博士主动联系公司官员，希望能担任顾问并调查研究 ILD 发生的原因。公司同意了 Kern 博士的提议。据 Kern 博士所说，这一次公司并没有让他签署保密协议（如同 1994 年他签署的协议）。此外，公司也没有就新的调查签署相关协议，虽然公司最后向医院支付了数额超过 10 万美元的费用作为 Kern 博士的顾问酬劳。随后的调查中，Kern 博士又在 150 名工人中确认了 6 例"工作相关的"ILD 病例。

1996 年底，Kern 博士将他的发现总结成一篇摘要预投稿到 1997 年的美国胸科学会（American Thoracic Society, ATS）年会。在投稿之前，Kern 博士将稿件同时发给公司和医院的官员预览。Microfibres 公司要求 Kern 博士不要投稿，因为稿件中所含工业化学制剂信息是公司专有信息，并且声明，如果 Kern 博士发表这些信息则违反了他 1994 年与公司签署的保密协议。Kern 博士于是对稿件进行了修改，修改后读者无从辨识公司信息，但公司仍然禁止稿件发表。于是 Kern 博士就此事同时通知了医院和医学院。

> 申办者和研究者对什么是"商业机密"的认识可能存在冲突。协议签署之前开诚布公地沟通尤为重要。

罗得岛纪念医院（Kern 博士受雇的医院）的律师和管理人员对此事表示关切，担心 Microfibres 公司可能会起诉医院。布朗大学的一名官员建议 Kern 博士不要发表这篇稿件，另一名官员也表示这样做会违反 Kern 博士与 Microfibres 公司签署的协议。尽管如此，Kern 博士还是将摘要投稿。一周后，Kern 博士接到医院通知，他与医院的雇佣合同将不再续签，而由他主持的职业医学项目也将停止，研究团队解散。1997 年 5 月，Kern 博士在 ATS 年会上以海报形式展示了他的研究结果。

布朗大学的官员支持医院的做法，他们认为 Kern 博士未能保护自己免受来自 Microfibres 公司的压力，同时也没有得到该公司的书面授权发表研究结果。

但是，Kern 博士获得了罗得岛医学会、职业和环境诊所协会、当地同行、公共健康倡导者以及一些著名的职业医学医生的支持。尤其值得一提的是，职业医学和环境科学界的专家对此提出质疑，即 1994 年 Kern 博士与公司的有关商业机密保护的协议是在此项调查研究之前签署的，该协议并不能限制此项调查研究结果的发表。

Kern 博士关于工人肺病的病例系列研究发表在美国《内科学年鉴》（*Annals of Internal Medicine*）杂志。同时还发表了一篇有关 Kern 博士经历的社论："从好的一方面说，这是关于一个错误的假设下，各界的善意人士相互之间的误解，调查研究开始后，随着时间的推移，误解和不理解却逐渐加深的故事；从坏的一方面说，则是一个出于自身利益而压制重要临床结果发表、对患者不负责任、侵害学术自由的狭隘的系列行为。"随后，更多的这类病例被报道出来。而 Microfibres 公司并没有对其中任何一人提起诉讼。此后 Kern 博士也离开了职业健康学术领域，在私人内科诊所工作。

从案例中汲取的教训

以上两个经典实例形象地给我们展示了申办者、研究者、医院和大学对于发表和传播研究结果的处理和认识，尤其是当研究结果对其中一方在某种意义上会造成影响时，他们之间的关系则更为紧张。

> 研究者与申办者之间的紧张关系可能归咎于：
> • 对合同内容的不同解读
> • 对得到什么样的研究数据期望不同

关于研究合同

在案例一的情况中，如果研究者 / 医生能够仔细地阅读合同内容，并且要求另一方明确澄清合同的关键点，那么双方的纠纷原本是可以避免的。在案例二的情况中，如果研究者在获得保障自己权利的合同后再开展研究，那么与申办方之间的纠纷也同样是可以避免的。这里有一些给研究者 / 医生的建议：

• 签署合同之前，确定你是否有权代表所在机构签署，如果否，则安排合适的人员来处理合同事宜。

• 阅读合同！明确地知晓你要签的是什么。在没有专家意见的情况下不签署任何合同。

• 签署之前须获得所在机构对基金 / 合同的正规审查 / 批准。

• 向申办方提问。不要想当然地认为你对"商业机密"、"专有信息"或"机密信息"的解读与申办方一致。要求申办方明确清晰地定义这些术语。如果你的解读与申办方有异，那么则需要开诚布公地与其沟通讨论。大多数申办方对这样的讨论和磋商持开放的态度。如果申办方不愿意进行磋商，那么须在签署协议时得到专业人士的帮助（或暂不要签署协议）。

即使你和申办方进行口头协议，也不要假设任何非书面协议是可行的。因此，确保任何口头的协议都要明确地写入书面合同。

- 了解你的权利。意思是你需要了解所在机构的政策。机构对申办方持什么态度？大学对本校教师以及医院对本院研究人员学术自由的维护力度有多大？还是即使有的话也微乎其微？如果你和申办方之间发生诉讼，机构会否出面维护你？哪些情况下机构可能无法合法地维护你的权益？
- 在签署协议之前，再回头看看你的劳动就业合同。具体看是否有与即将签署的公司合同相悖的条款。
- 了解相关各方不同的关注点——你、项目中的同事、所在机构和申办方。
- 切记，如果未经仔细阅读便签署协议，你有可能正在签字同意放弃某些权利。

三个步骤有效防止合同冲突：
- 阅读合同。清楚地知道你要签署的是什么。
- 提问。明确所有的关键问题和术语。
- 清楚你的权利。

关于数据

澄清是什么数据，以及由谁来掌控这些数据，这非常重要。出于法律原因，不同学术机构对数据有不同的定义。所有的合同在签署之前必须获得所在机构的批准。研究数据可能来源于外部资助的研究项目（例如政府机构、企业、私人基金会）。然而，无论项目资金来源是什么，通常机构对数据持有所有权或者说机构"拥有"这些数据。数据的"制造者"（即研究者）和研究的申办者则有权获取和使用数据。为避免 Dong 博士和她的同事们曾遭遇的情况，你需要弄清楚所在机构如何定义数据，以及机构对发表和报告数据的规定。

- 仔细阅读合同内容，特别是涉及研究结果发表和传播的条款。在所有的问题都得到机构和申办方解决之后再签署合同。
- 不要假设申办方会鼓励（甚至允许）发表不利的研究结果，除非在合同允许的情况下。

- 不要允许申办方对数据发表或公布有否决权。
- 了解所在机构对数据发表和传播相关限制性条款的立场。
- 不要假设你所在机构会无条件地维护你的学术自由和 / 或发表权利。
- 向申办方提问，了解其对发表和传播研究结果的意向。以下问题可供
  参考：
  - 这些数据会发表吗？如果结果不确定或是阴性结果也会发表吗？
  - 由谁起草发表的文章？
  - 申办者最近完成了哪些其他研究？研究数据是否发表？如果是，在
    哪里发表的？在研究完成后多长时间内发表的？
  - 数据什么时候可以发表？
  - 若考虑潜在的权利主张和利益的平衡，研究的发表是否会受限？
  - 研究结果关乎商业利益吗？研究结果的发表对这些利益是否有潜在
    的影响？
- 对于研究结果发表和公布，你当坚守原则。

申办者为建立互惠互利的合作关系而接近学术机构的研究人员，他们被学术机构的声誉、信誉和声望所吸引。因此，从长期利益考虑，学术机构要积极地维护学术自由，从而维护机构的声誉。

大多数申办者应该清楚，学术研究人员需要报告研究的结果，并且认为学术发表更具价值。申办者也应该清楚，研究结果可能支持最初的假说，但也可能拒绝假说，研究者需要及时公布和发表研究结果。

研究者 / 医生需要认识到，申办者关注发表研究数据的时机有其合理之处，比如：可能在等待 FDA 批准；可能有潜在的责任问题；可能会造成人为地抬高股价。在合同签署之前，研究各方公开地讨论这些问题，将有利于避免各方公信力的损害。

科学刊物发表研究结果的利益冲突不仅仅限于企业资助的研究，专业协会和政府资助的研究也有类似的情况发生。众所周知的例子就是美国联邦政府因为可能影响国家安全而限制数据的发表。国家安全的定义、"受影响的数据"的概念没有清晰地沟通，于是冲突就出现了。再次强调，在签署合同前，申办者、研究者和研究机构应开诚布公地进行讨论，将减少潜在纠纷的可能。

扣留数据

扣留或延迟研究结果的发表或发布，指的是研究完成后一年或以上不发表或不发布研究数据。并非只有申办者试图延迟研究数据的发布。事实上，通常反而是研究者选择扣留数据。这是通过对 3 394 名生命科学教师的调查所得出的结论，这些教师来自于 90 年代 NIH 资助的排名前 50 位的美国大学。

回复调查问卷的 2 100 位研究人员中，约 20% 的人曾有过延迟发表研究结果的经历，其中大多数研究者说是出于保护数据的商业利益；46% 因为专利申请的时间限制；33% 因为专有信息或其他经济原因；26% 延迟数据的发表是因为申请许可证需要一定的时间。其他常见的原因还有，46% 的研究者是出于保护个人在科研领域的领军地位（基金竞争与日俱增），28% 的研究者延迟发表数据是因为研究结果"不令人满意"。

只有 4% 的研究人员报告，延迟发表研究结果是由于与企业签订了正式的协议。其他原因还包括避免潜在的责任问题。

研究人员和申办者对扣留或延迟发布数据给出了非常相近的理由。然而，公司可能会为了避免人为地抬高股价而延迟发布数据，或者等到新的药物或药物新的适应证能获得 FDA 批准后，使其疗效和安全性以恰当方式得到确认。

发表在 2011 年底和 2012 年初的两项研究显示，大家对 FDAAA 要求的依从性非常低，提示政府和企业资助的研究的申办者和研究者仍然在扣留研究结果数据。2011 年 12 月的《健康事务》（*Health Affairs*）杂志上，Michael Law 和他的同事们发布的研究结果非常尴尬，在 1999 年 9 月到 2010 年间公开注册的 4 455 项已完成的临床试验中，仅不到 1/10（仅 7.6%）的申办者最终在 clinicaltrials.gov 网站报告了研究结果。Law 和同事们发现，政府机构报告研究结果的可能性比企业减少到近 1/4。2012 年 1 月的 *BMJ* 报道，尽管 2009 年完成的 738 项临床试验报告是强制性的，但只有 22% 的临床试验是在规定时间内发表。

这两个新近研究结果表明，未来需要更强的执行力和问责制，促进临床研究结果及时发表。

第8章

研究中的利益冲突

通过学习本章，读者将能够：
- 讨论为什么各种利益冲突是涉及人类受试者研究中的伦理问题。
- 识别可能导致利益冲突的情况。
- 描述各种处理利益冲突的方法。

引言

自 1999 年 Jesse Gelsinger 事件发生后（见第 1 章），利益冲突就成了临床试验中的主要伦理问题之一。人类研究保护办公室（OHRP）、美国大学协会（Association of American Universities, AAU）、美国医学院协会（Association of American Medical Colleges, AAMC）、美国国家卫生研究院（NIH）、美国国家科学院医学研究所（Institute of Medicine, IOM）、学术期刊编辑协会、审计总局（General Accounting Office, GAO）等组织均发表了关于利益冲突的声明。Gelsinger 的惨死或许触发了对利益冲突关注。毋庸置疑，即使是一个价值数十亿美元的企业（在此案例中是我们社会的临床研究机构），仍然需要澄清利益冲突，得到新的法规监管和公众的监督。

在近期研究者没有公开经济利益冲突的案例中，最著名的是 2000 年《美国医学会杂志》（*JAMA*）发表的关于西乐葆和布洛芬（一种非甾体抗炎非处方药）比较试验的结果，这一案例强调了报告利益冲突时要有更高的透明度和统一要求。

由于受到利他主义的影响，公众对于学术界（和学者）的看法可能落后于目前的现实。部分是因为公众对研究者和研究机构寄予过多的信任所致。而实际上，学术界在科学探索和产品及技术研发的过程中，也已经逐渐与具有盈利意识（即便不是利益驱动）的公司发展成为一种伙伴关系。仅仅遵从有关字面规定，并不能达到真正的伦理标准，因而本章将会把重点放在持久不变的基本原则上，而非那些随时可变的具体规定。

经济利益冲突

金钱是一个强有力的行为激励因素。如果认为研究者的激励模式与众人不同，这一点并没有科学根据。在医学研究中，这种大范围的金钱激励还是一个相对较新的现象。其他来源的潜在冲突（比如个人名誉、野心，甚至是众所周知的"求知欲"）已影响着公众对研究者的看法。当然，以盈利为目的的科学，并没有什么本质上的错误。问题在于，科学工作是否应该豁免常规外部监管？而其他类型的工作业务往往都要接受此类监管。本章将重点关注经济利益冲突，同时本章讨论的内容和伦理原则也适用于其他类别的利益冲突。

> 除了经济激励以外，个人名誉和野心也可以是利益冲突的来源。

对于研究者而言，还有很多非经济来源的利益冲突，包括职责冲突。在对研究受试者的调查中常听到的要求是，他们希望能够更常见到研究者。然而利益冲突声明并不能解决职责冲突。避免和消除冲突才是最有效的管理办法。研究者应当确保有足够的时间和兴趣，去安全地并且恰当地实施研究。

患者的安全、科学诚信和学术使命都受到利益冲突的威胁

科学研究的开展离不开健康人和患病志愿者的慷慨贡献和自愿参加。因为根据研究的要求，限制了个体化的治疗，每一位志愿者参加研究时都在做出牺牲。作为一个社会，我们允许这种情况发生，因为所获取知识的价值大于这种牺牲。研究者和机构的利益冲突在两个重要的方面直接影响到被社会谴责的风险受益平衡问题：患者的安全可能会受到影响；得到的"知识"可能会偏向符合少数人的利益而不是整个社会的利益。其中第二个问题可能会有巨大且长期的不良影响。

> 研究者开展一项临床研究的动机可以影响到患者的安全。

利益冲突也有可能影响学术使命，比如：因商业原因而开展的项目中，

学生或资历尚浅的研究人员因受到合同约束而难以发表或传播科学成果，从而使其职业生涯受到影响。

目前的监管体系

对于个人的经济利益冲突，美国公共卫生服务部和国家科学基金会在 1995 年发布了相类似的指南，委托当地的组织机构（如大学）进行监督。

1998 年，FDA 发布了 21 CFR 54 法规，如果研究者参与的是以上市申请为目的的申办方资助的研究，就要求那些临床试验的研究者公开特定经济利益。在每一个研究开始前和研究完成一年后，申办方都必须从所有列在研究者声明表（1572 表格）上的人员那里收集以下信息，包括：

- 对研究者的补偿，此补偿的价值可能会受到研究成果的影响。
- 测试产品相关所有权的利益，包括但不限于：专利、注册商标、版权或许可协议。
- 任何在相关研究申办方处的股权利益，比如股份、优先认股权或其他无法轻易通过公开价格确定的经济利益。
- 在上市公司拥有价值超过 50 000 美金的股权利益。
- 其他类别的巨额报酬，即研究申办方支付给研究者或研究者所在机构，用以支持研究者实施该临床研究或其他临床研究活动的专用花费，报酬累计金额达到或超过 25 000 美元（如：为在研项目提供的资金拨款，为继续咨询或代言而以设备或定金形式提供的补偿金）。

注意，有经济利益并不表示就一定不能够参与试验，而是要让受试者知道潜在的利益冲突。目前这些联邦机制没有一个是与人类受试者保护措施（如伦理审查或知情同意）相协同的。事实上，这些联邦机制背后的主要动机是保证科学诚信（以及正确营销），而不是保护人类受试者。

从 21 世纪初期以来，许多机构都已经制定了指南和政策来管理潜在的利益冲突。其中有一些值得我们关注。

- 在 2002 年，美国医学院协会（AAMC）发布了机构的利益冲突原则。他们在"保护受试者，维持信任，促进进步 II"这一报告中提出了一个架构，用以监管实施涉及人类受试者研究的机构经济利益冲突。这篇报告特别提出了如何处理研究实施机构的利益冲突，如与商业性研究申办方之间的经济关系，或研究项目成果的间接经济利益。他们主要的建议是，机构尽可能把财务管理和研究管理分开，因为每当研究结果可能显著影响机构的经济利益时，受试者的福利和研究的客观性就可能会受到损害。

- 2004 年 5 月，美国卫生与公共服务部（DHHS）发布了一个利益冲突管理的官方指导文件。该文件之所以形成，是因为考虑到研究中的经济利益冲突可能会影响到人类受试者的权利与福利。该文件指出，经济利益不是被禁止的，并且不是所有的经济利益都会引起利益冲突。但是研究者、机构和伦理委员会必须要考虑这些情况，并可能需要相应采取措施保护受试者。DHHS 建议设立利益冲突委员会（COIC）来处理个人或机构的经济利益，确认没有这样的利益存在，回应公众对研究机构经济利益的关注。他们还建议，在利益冲突委员会和伦理委员会之间建立明确的沟通渠道，向有关人员提供关于经济利益冲突方面知识的培训，建议针对研究中不同类别的人可能存在的经济利益关系，以及在什么情况下这些经济关系和利益可以存在或不可以存在制定政策。

- 在 21 世纪 00 年代中期，提供继续教育学分和护理学分的组织机构制定了更严格的政策，管理受到利益冲突影响的培训教育学分的发放。

- 2006 年，美国医学会（AMA）提出了关于禁止药企某些具体行为的政策，如医生接受药物样品，接受来自企业的礼物（特别是药企）和讲课费。除了别的事项之外，这些政策还要求禁止销售代表赠送小礼品（起提醒作用的物品），如笔、杯子、写字板等等，并且禁止在餐馆宴请医疗人员（但仍允许偶尔在办公室里听讲座时提供餐食）。上述情况在以前很普遍，且被认为会影响医生开具处方。

- 人类研究保护项目认证协会（Association for the Accreditation of Human Research, AAHRPP）对伦理委员会进行认证，其目的是帮助确保所有人类研究的受试者都受到尊重与保护，避免伤害。在管理组织机构与伦理委员会关系的九个准则中，有一个规定是，保护研究的受试者不仅仅是伦理委员会的责任，更是机构中每一个人的责任。AAHRPP 这一认证的过程，促使机构中有更严格的和更广泛的利益冲突政策。

- 2009 年 4 月，美国国家科学院医学研究所（IOM）发布了"关于医学研究、教育和实践中的利益冲突报告"。该报告剖析了医学中的利益冲突，并提出了利益冲突识别、限制和管理的步骤，避免影响建设性的合作。该报告特别着重关注涉及药企、医疗器械及生物技术公司的经济利益冲突。该报告要求：机构制定标准的、更能被广泛接受的政策；由国会提出全国倡议，要求申办方报告所有的给医生、研究者和患者维权组织的费用；并且禁止任何教员、学生、实习生和研究生从企业处接受任何形式的礼品。

• 患者保护与平价医疗法案（H.R.3590）在 2010 年 3 月正式颁布，其中还包括了医生薪酬阳光法案（6002 节）。该阳光法案要求药物、医疗器械、生物和医药供应商向卫生与公共服务部（DHHS）报告所有给医生和教学医院的"酬劳或其他形式的有价物品"。2012 年度的第一次报告截止日期为 2013 年 3 月 31 日。报告中必须包括酬劳的数额、支付的日期、支付的形式和性质（如礼品、咨询费或娱乐）的信息。详情自 2013 年 9 月 30 日起可在公众可及的数据库查询。违规公司将会被处以 1 万到 10 万美元的罚款。

调查显示各地机构的政策制度有很大不同。此外，科学期刊和社会团体也都就经济利益冲突问题发布了各自的要求或指南。因此，研究者必须学习并遵守自己所在机构的要求，同时密切关注其他相关组织的指南。虽然这些要求和指南可能会在将来发生变化，但利益冲突管理的原则将保持不变。经济利益冲突管理的第一个原则就是，要了解为什么经济利益冲突的处理是一个棘手的问题。

利益冲突问题的自在性

利益冲突问题非常难以解决，因为这要求存在利益冲突的人能够跳出冲突本身造成的局限性，才能加以解决。这是经济利益冲突管理中最首要的、最困难和最重要的因素，值得深入研究。

当利益冲突影响到重要的决定时，我们会关注利益冲突。那些做重要决定的人都是当权者。因为这些当权者也影响政策的制定，包括利益冲突政策的制定，所以常常会有存在利益冲突的人在处理这些冲突时也存在利益冲突的情况。这种情况可能表现为根本看不到存在问题，或否认、低估个人认识上出现偏倚的可能。在处理经济利益冲突时，另一个让其变得更复杂的因素是，利益冲突可能会导致不同形式的行为偏差。比如从彻底的造假，到一些善意和诚实的科学家微妙而复杂的偏差。很多从未想过造假的研究者会很难相信，自己可能会受到影响而有相同的行为（如因经济诱惑导致的偏差）。因此，如果试图规范他们行为，他们会有所抵触，甚至感到愤怒。然而，问题并不在于他们的品行，而是在于不同的情境和一般的人类天性。比如：互惠这一社会心理学原则（有意或无意地还人情），是一种强大的社会心理机制，对于持久协作集体行为非常必要。这一原则经常被那些影响政治家的说客、影响医生行为的医药公司所利用。认为研究者可以免受这些一般人类动机和行为本能的影响是不科学的，也是不现实的。

因此，要想有效地、符合伦理地管理利益冲突，就需要研究者（或机构）真心自愿承认：当他们处于有冲突存在的情况下时，容易有观念和行为上的偏差。这种发自内心地期望解决利益冲突问题，是一种伦理上的要求。

经济利益冲突类型简表

任何可能影响研究者行为的经济利益，无论金额大小，都是与道德相关的利益冲突。虽然基于实际操作的原因，机构需要设定一个阈值，但这个阈值却是比较随意的。对于承诺要保持客观并保护受试者安全的研究者来说，最好详查各种来源的冲突，无论冲突的大小。表 8-1 总结了典型的经济利益冲突类型，不过也可能存在其他类型利益冲突，在此并未列出。

表 8-1　经济利益冲突类型的简表

利益冲突类型	机构利益冲突	个人利益冲突
股权持有，包括股票、优先认股权等	√	√
专利权、执照、版税	√	√
责任冲突	√[a]	√
研究资助	√	√
给机构的捐赠（捐赠的讲席教授职位[1]，其他捐赠）	√	√[b]

---

1 译者注：此类教授的职位往往以捐赠者命名，是终身教职，具更高的声望，捐赠的经费涵盖该职位的薪水、研究基金等。

续表

利益冲突类型	机构利益冲突	个人利益冲突
给实验室或研究工作组的赠品	√	√
临床试验人员报酬		√
咨询费		√
医学继续教育活动，包括专业会议中由申办方资助的科学会议上的演讲所获酬金		√
非正式的获益与赠品（如一些款待，即便是以科学咨询的名义进行的）	√[c]	√
非正式的（没有文件记录的）补偿安排[d]		√
招募奖励		√

a 对于机构和个人，其利益冲突性质可能有所差别。对于机构，可能影响他们研究的重点领域；对于个人，则可能意味着会破坏其在机构中的职责。

b 如果研究者个人积极为机构争取此类利益。

c 如果涉及机构领导。

d 这是一种公认的隐蔽的利益冲突，因此格外令人担忧。

来源：www.fda.gov

处理经济利益冲突的策略

信息公开是处理经济利益冲突时最常讨论的策略，是目前联邦政府唯一强制执行的措施。"信息公开"可提醒利益相关方注意可能存在的偏倚。因此，显而易见，需向相关各方进行利益冲突声明。其中至少要向包括伦理委员会、研究机构以及其他要向其报告结果的部门（如期刊、申办方、FDA等）公开利益冲突。利益冲突声明也逐渐开始写入研究受试者的知情同意书中。

值得一提的是，为了让信息公开可以起到预期的伦理作用，需要有一个体系，来使这种公开得到有效利用。比如在大学里，伦理委员会与利益冲突委员会（或办公室）的密切合作就非常必要。在一些机构中，利益冲突委员会可能会将一部分信息交给伦理委员会，伦理委员会则承担相应的责任，决定应该向受试者公开哪些信息（如果有的话）。

> 建立利益冲突委员会是处理利益冲突问题的方法之一。

还有一些其他处理经济利益冲突的方法，不仅仅是公开信息，还要实际上限制某些特定行为。例如：可能限制具有明显经济利益冲突的研究者承担某些特定任务，比如不得直接获取潜在受试者的知情同意。在美国基因治疗协会的立场声明中，禁止临床研究中所有工作人员持有临床试验申办方的股票。

这些方法的具体应用将会根据机构的不同而有所区别。

利益冲突：案例思考

一位在某个大型教学医院工作的医生研发了一种新的治疗心脏病的方法。他与一位家庭成员联合开办了一家小型公司进行该药的研发、测试和上市。

该公司开始进行该药的临床试验。其中的一个研究中心就是在该医生所在的医院。他计划做这项临床试验的主要研究者，但伦理委员会认为这是不合适的，因为存在潜在的利益冲突。不过伦理委员会认为由另一名医生做主要研究者（PI），而他做研究的助理研究者（Sub PI）是可以接受的。这位新的主要研究者平时在心脏科是接受这位开发新药的医生领导。

研究开始后，开发该药的医生给该临床试验推荐患者，并且进行研究访视，特别是当试验患者是他自己的患者时。他还向医院和社区中的其他医生推荐该研究，告诉他们所试验的方法对他们的患者将会多么有益。

这种情况下潜在的利益冲突是什么？

- 主要的利益冲突是发明该方法的医生与对该方法进行研发上市的家族公司之间的经济关系。大家必须要考虑到在研究中保持客观公正的困难性。
- 让这名医生做助理研究者仍然有潜在的冲突，特别当他是新 PI 的上级时，更是如此。此外，这名医生不仅仅向自己的患者推荐该临床试验，还向社区内的其他医生推荐。
- 让该公司在这家医院开展研究并非明智之举。如果发明该药的医生不以任何形式参与其中的话，就不会有这么大的潜在冲突，但是由于所有人都知道他参与研究，再加上他在这家医院中的地位，这仍然会是一个问题。

研究者需要考虑的问题

1. 首先，研究者应该接受这一事实，即他／她自己的观念和行为可能会受到外界影响。这里所说的是普罗大众的一般规律，无关研究者的品行。

2. 研究者至少必须了解并遵守所在机构的利益冲突管理规范。研究者也应该了解和遵守申办方、专业学会、行政管理部门和科学期刊的要求。

3. 遵守利益冲突规定并不足以消除所有或大部分经济利益冲突所带来的伦理关注。比如人们可能在遵守所有规定的同时，仍因经济诱惑而有偏倚，甚至故意如此。

4. 用审慎的眼光评价每一个申办方发起的研究：同意参加本项研究的主要动机是什么？如果研究者的亲朋好友参加研究，研究者能够坦然接受吗？研究预期的主要获益是上市吗？有一些研究者希望使用联邦或其他非商业来源的资助来进行探索性研究，但却被迫使用商业资助维护用以进行研究的基础设施。

最后，研究者应该认识到，了解并遵守利益冲突指南并不是道德净化活动。最小化或消除利益冲突最终将会让研究者和机构获益，因为失去公众信任将会对研究事业产生毁灭性的打击，而研究者最终会失去一切。

第9章

知情同意——提高篇

通过学习本章，读者将能够：

- 描述《贝尔蒙报告》提出的有效同意的三个特征。
- 探讨如何减少对潜在志愿者的不当影响。
- 探讨获取儿童赞同意见时需要考虑的因素。
- 解决获取能力受限患者知情同意时存在的问题。
- 探讨拟定知情同意时应关注的问题。
- 构建持续研究进行知情同意的框架。

引言

知情同意的字面意思通俗易懂，但是它在实际实施过程中却是一个具有挑战性的工作。在《贝尔蒙报告》中，知情同意的概念是基于对人的尊重理念而建立。这意味着患者被赋予了能够自由选择的权利。正如《贝尔蒙报告》所指出的，一个伦理上有效的知情同意过程要求包含三个要素，即信息、理解和自愿同意。

严谨、彻底地应用这三个要素，从而保证"同意"是一个完整、持续的过程，并有助于辨别临床实践和临床研究之间的区别。《贝尔蒙报告》论述了临床实践与临床研究的不同。

组织知情同意书面文本的信息需要花费很多时间，这也反映了人们对指导人类受试者研究的美国联邦法规（CFR）中规定的信息要素的高度重视。研究者和申办者在知情同意书文本上花费大量精力，力图能够诠释即将进行的这项研究。伦理委员会（IRB）花费大量的时间审查和修改知情同意书来确保其内容满足监管要求，符合当地标准，有可读性，并能够为人们所接受。最后，志愿受试者将阅读这些超过 20 页的知情同意书。研究者与志愿受试者一同回顾这些信息，并为他们解释所提出的任何问题。有时候，整个知情同意过程还可以包含一些向受试者提问的环节，以确保患者已经充分理解研究内容并符合招募入组的条件。

联邦《通则》对于涉及人类受试者的研究提出要求，以下信息要素应作为知情同意过程的一部分加以传达（研究类型如适用）：

- 声明这是一项研究项目。
- 研究的目的。
- 研究过程的描述（指出项目中实验性的部分）。
- 患者参加研究的周期。
- 参加研究潜在的风险和不适。
- 参加研究潜在的受益（对于患者本人和他人）。
- 任何可获得的其他治疗选择。
- 文档记录的保密原则。
- 伤害补偿声明（针对大于最小风险的研究）。
- 存在疑问时，可供咨询的联系人信息。
- 自愿参加研究的声明。
- 无法预见的风险。
- 非自愿终止参加研究的原因。
- 参加研究的额外费用（如果有）。
- 退出研究的后果，如不利健康 / 福利影响。
- 将提供反馈的新发现（如相关）。
- 参加研究的患者数量（如果此项可能影响患者做出决策）。

2011 年 3 月，知情同意要素中新添了一条：

- 描述根据美国法律要求，这项临床试验将在 www.ClinicalTrials.gov 网站上公开，该网站不会包含可识别你身份的信息。该网站会发布一个研究的最终结果，可供随时搜索。

作为 2007 版食品药品监督管理法修正案（FDAAA）中的一部分要求，每个临床试验的信息，其中不包括个人身份信息，都将被纳入一个由政府管理运行的临床试验注册数据库，包括注册、结果和已注册试验的其他有关信息。普通民众可以通过 www.ClinicalTrials.gov 访问这个数据库。

　　无论是知情同意书的文本，还是口头介绍的信息，都不能包含任何可能造成患者或其法定代理人放弃或者唆使其放弃任何法律权利的语言，也不能包含使研究者、机构、申办者或其代表免于责任追究的语言。

　　联邦法规规定了知情同意过程中应传达的具体信息，同时也允许各州或者各地法律和政策部门可以加入其他标准条目。这些信息代表了知情同意书"是什么"。为了落实另外两个有效同意的组成因素：理解和自愿同意，我们需要在整个过程中考虑"谁"、"哪里"、"什么时候"以及"如何"。只有当这些知情同意要素被正确地落实到位时，才能真正确保"同意"是在知情、自愿、未受到强迫和不正当影响的情况下做出的。

背景

　　为了确保受试者做出的同意决定时没有受到周围环境的不当影响，研究者和申办者应在设计研究方案阶段注意以下几点：

谁来获取同意？

- 通常我们假定都是由研究者来获取受试者的知情同意，但事实并非如此。往往是研究协调员或者团队其他成员承担这个责任。在某些情况下，翻译者、见证人、律师和其他人员能够在确保公正的同时促进知情同意过程的进行。
- 获取同意的个人或者团队必须是经过充分培训的，并且对研究充分了解，可以回答患者的疑问。主要研究者在委派这一重要任务时，应确保那些获取知情同意的人有适当的资质，并且这些人知道在遇到超出他们的专业知识范围时要适时寻求咨询帮助。
- 研究者和潜在的患者是否存在既定的关系，也是决定由谁获取知情同意的一个重要因素。如果研究者和患者之间存在职权上的隶属关系，例如是患者的老师或私人医生，那么就应该将获取同意的责任委托给其他人。这一措施有效地避免了对患者的不当影响（这种影响真实存在，或是被质疑有存在的可能），避免使其感到压力或者认为自己有义务同意参加研究。

获取知情同意的人能无意中影响患者参加研究的决定。

在哪里获取知情同意?

- 隐私对于知情同意的过程极为重要。知情同意的过程不应该在某些不当的区域进行,在那里可能会让其他人听到讨论的过程。当研究的主题是关于患者生活的敏感问题时,确保隐私显得更为重要。这时,特别需要一个私人的办公室或者房间能够帮助确保患者的隐私得到保护。

- 通常在研究者的办公室或实验室实施知情同意时,周围环境可能会对该过程产生消极影响。比如,在教室的环境下可能会引入地位上的压力或是分散注意力。手术室的手术准备区可能会增添未知的压力和焦虑因素。同样,如果让一个患者马上做出决定,可能也会让他觉得有压力。这些情况都弱化了患者的理解力和自愿性,因而做出决定的过程将会受到影响。

- 一个较中立的环境或者说是一个让潜在患者感到舒服和熟悉的环境,可能会帮助消除由于在研究者与研究参与者之间能力或者知识的不平衡而造成的"胁迫感"。

- 有时,知情同意材料会给一组潜在志愿者一起看,特别是采用视频方式进行知情的时候。获取知情同意的人员要出现,回答问题并解释任何不清楚的内容。花些时间与每个潜在的志愿者单独讨论,让他 / 她有机会问一些他 / 她不想在群组中问及的问题,这种单独讨论的做法也是非常重要的。

何时获取知情同意?

- 限定知情同意这一过程的时间可能会对潜在志愿者做出决定有负面影响。比如说,如果研究的过程是紧接着知情同意书签署之后进行的话,可能没有给患者留有充足的时间来思考参加研究可能带来的后果,或者他们没有充足的时间来询问后来会想到的一些问题。这种做法对于最小风险的研究是可接受的,但是对于大于最小风险的试验或者可能产生阴性结果的试验来说,在做知情告知和让参与者最终签署同意书这两个过程之间空出足够的考虑时间，将有助于保护患者。

- 研究者应对难以获得令人满意的知情同意讨论的情形有所准备。比如说，当研究一个用于妇女分娩的新药时，应该预料到一旦分娩开始，进行一个令人满意的知情告知讨论就会比较困难。因此，这样的试验知情同意讨论应该在产前随访时进行。

- 让患者有充分的时间阅读知情同意书，并与家庭成员、朋友和他人进行讨论，这样也能提高知情同意过程的质量。很多网上资料显示，一个美国成年人的平均阅读速度为每分钟大约 200 ～ 250 个单词，而一般能够理解大约 60% 的内容。考虑到现在知情同意书的长度和复杂性，如果可能的话，让患者把知情同意书文件带回家考虑几天，是个很不错的做法。

如何获取知情同意？

- 传统的模式是研究者与志愿者们坐在一起阅读、讨论同意书文件，但这对于所有志愿者和所有类型的研究来说可能不是最好的方法。有一部分志愿者对其他模式的告知方式反应会更好。利用电脑阅读知情同意书的方式变得较为普遍，它利用多种"指示及点击"技术的帮助加强理解。有一些利用邮寄调查问卷形式开展的研究，研究者是不可能与志愿者见面并交流的。人口学研究也需要一种特殊的方式来进行知情同意。

- 对于复杂的研究，可以增加一些其他方法，例如：提供影像资料、表格或小册子来帮助志愿者加强对研究的理解。另外，如果研究是一个包含许多不同要素的长期研究，提供分阶段的知情同意能够保护志愿者的利益。在这类研究中，对完整研究过程的最初说明之后，应在后续部分实施之前，对知情同意书或增加信息进行补充告知。

- 在一些仅有最小风险的研究中，可以免除同意的过程或者免除同意书签字。这通常出现在一些电话调查及采访的研究中。研究者可能会在研究记录中注明患者已同意，但是并没有获得亲自签名的文件。

当条件合适的时候，知情同意书可能也包含以下信息：
- 给志愿者的奖金以及酬劳。

- 利益冲突声明。
- 机构 / 研究者的奖金及酬劳。

以上所提到的几类内容是知情同意过程的基础。

知情同意书的撰写

随着研究方案变得越来越长和越来越复杂，知情同意书也变得越来越长而复杂。这使得真正完全告知志愿者与研究相关的内容变得很困难，撰写一个既包含所有要素和信息，又能让志愿者理解的知情同意书，成为一个不折不扣的挑战。

在确保知情同意书能够提供给每个参与研究的志愿者所有知情同意要素信息方面，伦理委员会负有法律责任。如果提供一份难以阅读的知情同意书是不能够符合这一标准的。没有一个人能够在未完全了解研究信息的情况下做出所谓的"知情"同意。

知情同意书必须告知患者所有涉及的研究活动，同时也需注意尽可能将知情同意书写得越短越好，因为越长的内容越容易让人分散注意力，并且理解的也会越少。

撰写知情同意书必须使用能让志愿者理解的方式和语言。知情同意书的文字必须适合八年级阅读水平。据一个专注于扫除文盲的非盈利性组织——"扫盲专家"（ProLiteracy）统计，16 周岁以上不能很好地阅读理解一篇八年级水平的报纸文章的美国人口占 29%（6 300 万），而另外 14%（3 000 万）的人阅读水平只有五年级或者更低。显而易见，这些数据要求我们要尽一切努力来撰写一份既简单又易于理解的知情同意书。

有很多方法可以帮助撰写"用户友好型"的知情同意书，例如：
- 用日常生活中最容易被理解的词汇。术语如"不良反应"、"挫伤"、"保密"、"研究方案"、"非预期的"等，在日常用语中出现的频率不超过百万分之一。
- 用英语撰写时，应避免运用多于三个音节的单词。
- 在文本中多使用着重号、标题、短段落和大量的空白区域。
- 选择使用简单的、易于阅读的字体。
- 在文章布局上，采用左边沿对齐，右边沿随意的设计。

- 还可以考虑使用分栏撰写。
- 也可以考虑在知情同意书后面附上一个常见问题列表。
- 使用正式的知情同意书前，对其可读性进行测试（选一名青少年、一名老人、一名没有医药背景的人阅读一遍，看看效果）。

花时间撰写一份好的知情同意书，会帮助确保志愿者们真正获知研究相关信息，让他们在接受相关知识后才做出是否参加研究的决定。

弱势受试者

《贝尔蒙报告》详细地阐述了弱势群体的概念。联邦人类受试者保护法规《通则》[107（a）节，111（a）（3）和（b）节] 采取明确的规定，确保自主能力受限的患者得到恰当的治疗。DHHS 利用三个子部（B，C，D）描述如何向特定的弱势群体提供额外的保护措施。（注：FDA 和教育部在其法律中也认同 DHHS 子部 D 中对儿童保护的内容。）以下介绍一些特殊考量。

儿童

由于儿童无法提供法律认可的有效同意，联邦法规规定，除了非常年幼儿童的治疗方案外，都需要同时获得父母的许可和儿童患者的赞同（肯定性的同意）。通常，考虑获得家长许可，就相当于在成年患者中得到同意。

根据儿童患者的年龄，赞同一般分为三类。非常年幼的儿童独自做决定的能力还没有发育成熟，而大一点的孩子可以像成人一样拥有决定能力。通常大家比较认可的分法是，小于 7 岁的儿童太小而无法表示赞同；大于 12 岁的儿童有能力完全参与知情同意的过程（可以将其同意的决定作书面记录）；7 ~ 12 岁之间的儿童有能力表示赞同，但并不需要提供书面记录。若研究采用"赞同"这一环节，一个有能力表达意愿的孩子如果说"不同意"参加研究的话，那么这个孩子就不应该被进一步诱导或纳入研究项目。在儿童参与研究的知情同意问题上，为了确保充足完善的知情同意过程，研究者应根据自己的专业判断和专业知识，对于不同的个体进行区别对待。

> 判断孩子的理解力是研究者的责任。

另外一个令人担心的问题就是，家长在让孩子参与研究项目时可能存在潜在的利益冲突。研究者们在设计涉及儿童的知情同意过程时，需注意到与父母之间的冲突。

知情同意能力受限的成人

在美国，各州的法律可能会有关于这类人群参与研究的规定，而在联邦法规中却没有单独的规定。研究者和伦理委员会已拟定了常规限制和知情同意的措施用于纳入这些患者：

- 赞同：就像涉及儿童的研究一样，许多机构要求获得患者肯定性的同意。因此，如果患者拒绝或虽未拒绝，却没能提供肯定性的同意，则不能被纳入研究。

- 法定代理人：联邦法规允许采用法定代理人。如果证实患者在行使知情同意能力不足时，则可以邀请法定代理人按"替代判断标准"，基于患者的既往价值观代表该患者决定是否加入研究。如果他们不知道，则法定代理人应采用最佳利益标准。总之，当研究涉及的患者不能提供自己的有效意见表示是否同意参加研究时，研究机构已建立相应政策制度对研究者加以指导。尤其是让家庭成员、孩子的看护人和律师给予许可参与研究的意见时，研究者必须确保遵守以上政策制度。国际协调会议（ICH）指南（4.8.12）要求，所有通过法定代理人纳入研究的患者都要提供有效赞同。州立法规规定哪些人有资格成为研究中的法定代理人。然而需要注意的是，这个问题在美国的很多州都没有得到有效地解决。

- 分阶段同意：当患者记忆信息的能力可能受损时，研究者和伦理委员会将采用分阶段同意的方法。

- 持续评估知情同意能力和理解力：对于某些特定的研究而言，正式或者非正式的能力评估有助于确保知情同意过程对患者进行了充分的保护。当由研究者确定一个潜在患者是否具有同意或赞同参与研究的能力时，存在着固有的利益 / 判断冲突。

研究者应该知晓任何有关法定代理人的各州法律和机构政策。

囚犯

联邦法规在囚犯参与和同意参与研究方面有特殊考量。因为研究在监狱环境中进行，研究者必须执行额外的步骤，确保志愿者的自愿同意的性质，并且志愿者清楚研究的目的和对他们造成的影响。知情同意书上必须说明，囚犯参与研究并不会影响对他们假释的考量。法规要求知情同意书上要有特殊提醒，确保所表达信息的语言能被潜在的志愿者理解。

知情同意需考虑的其他问题

欺瞒

为了达到某些研究的目标，尤其是在行为学和社会学领域内，志愿者们可能需要被蓄意误导。法规只允许不会超出最低风险的研究过程中存在欺瞒。当对受试者有欺瞒行为时，获得知情同意本身就存在疑问，因为从定义上来讲，并不是所有的信息都已向志愿者提供。为了解决这个问题，一些机构在研究的最初阶段采用"同意参与研究"的形式纳入志愿者；在志愿者参与研究之后，采用"同意使用研究数据"的形式（在研究结束后向志愿者公开研究的真实性质），给予志愿者拒绝进一步参与研究的机会。

不会讲英语的患者

联邦法规规定，知情同意书的语言必须能够让患者理解。这条法规不仅适用于说英语的患者，也适用于第一语言不是英语的潜在志愿者。当预期不会英语的患者将会成为研究参与者时，知情同意书的内容必须经合格专业翻译后（应包括所有要素），递交给伦理委员会进行审查和批准。联邦法规也允许在这类情况中使用"简约"文件。特别需要强调的是，一定要记住知情同意是一个过程，也就是说，一旦志愿者签署了文件，那么需要有能够流利使用患者语言的研究人员确保他们能够持续理解知情同意。

知情同意更新

患者需要了解可能会影响他们继续参与研究意愿的新信息。这样的信息可能包括关于有效性的新数据、是否需要延长研究时间、不良反应事件、先前未记录的毒性或是新增加的检测方法等等。新的信息既可以原知情同意书补充件的形式，也可以新的知情同意书的形式告知给所有患者（当前或既往的患者）。新招募的患者将收到含有附加信息的新知情同意书（已经伦理委员会批准）。

> 知情同意过程不会在患者最初同意参加研究后就结束；这是个持续的过程。

研究方案在一个研究的过程中通常会作修正。当方案发生改变时，需要对知情同意书进行相应的调整，同时要应用系统方法来标识修订后的知情同意书和文件，以避免仍使用旧版本。新的同意书或者修订内容摘要必须经伦理审查委员会批准同意后使用。未出组的老患者需要签署新的同意书或者修订内容摘要。新入组的患者将会签署新的同意书，而不需要签署旧版本。已经完成研究的患者通常无需签署新的同意书。

对于一个漫长而又复杂的研究，在确保患者理解和自愿同意参加研究方面，同意书的持续更新十分必要。这可能包括一次对研究内容和过程的非正式回顾；也可以是一次正式的知情同意过程，有同意书，有签名（"分阶段同意"）。再次强调，研究者的判断和与伦理委员会之间的讨论，对于确保一个有效的知情同意过程来说非常重要。

总结

尊重一个人做决定的权利是在研究背景下获得同意的基础。大多数研究的个人受益可能并不存在或者并不确定。因此，志愿者参加研究是为了社会的利益。研究者需要确保知情同意的过程（包括知情同意书的内容、知情同意的场所、时间和方式）都体现了对患者的尊重，同时给予他们机会，可以做出最佳选择。惟其如此，研究者才能持续赢得公众和患者的信任。

第 10 章

基于社区的定性研究

> **通过学习本章，读者将能够：**
> - 认识基于社区的定性研究中人类参与者保护特点。
> - 针对特殊的研究内容，合理运用指南保护整个研究社区。
> - 认识到社区积极参与各阶段研究的必要性，包括研究问题的构想、实验设计、收集整理数据以及研究结果的传播等每一个研究步骤。

引言

在医学中心、大学、医院系统和其他机构，研究者逐渐开始使用基于社区的定性研究来发现公共健康问题，设计方案规划和政策制度，并评估其效力。尽管大多数已在本书中讨论过的针对人类研究参与者保护的伦理原则，同样适用于基于社区的定性研究（community-based qualitative research, CBQR），但是有一些问题是它所独有的。

CBQR 独有的哲学假设以及操作提醒

假设 1

社区主导其自身处境、优势、需求以及解决问题的潜在方法。

操作提醒： 社区通过社区代表的例会参与到每一个研究步骤中。这可能要成立一个专门的社区顾问委员会来代表这个项目所有的主要利益群体。

假设 2

研究小组成员的文化偏倚可能导致其研究问题的设计、数据的收集以及对于结果的解释出现不当偏差。

操作提醒： 持续进行严格的自我反省，能让研究团队清楚自己的文化价值以及他们与被研究社区文化价值的不同之处。

定义基于社区的定性研究

CBQR 被定义为在远离研究中心所在地进行的研究，参与研究的对象待在自己本来的区域。这些区域可以包括他们的家、社区中心、工作场所、教堂、学校。这也可以是网上的社交网站、电邮、聊天室、目录服务器、公告栏等地方，或是通过电话进行。这样产生的数据用文字而不是用数字来描述人类的体验，而且是从大多数人的观点出发理解问题。社区的见解也是灵活多变。

社区也许会受到地域限制（如某些人口普查），或者因为社会、文化、经济地位或不同疾病而被区分定义（如阿尔茨海默病、护理人员、糖尿病患者）。社区可能会被纳入一个研究过程，即了解他们希望如何被定义归类。这也许会让研究者突破以往的传统分类即"白人、黑人、拉美人"，而将社区归类做一个更为细致的划分。比如：有些拉美社区也许更愿意被定义为波多黎各人、墨西哥裔美国人或者古巴裔美国人。

> 研究者需要理解目标社区的文化价值观。

维护研究的保密性

虽然研究保密性的责任主要在研究者，然而有些研究参与者可能希望被人认出。如果参与者的愿望非常强烈，并且征得其本人的同意，可以使用参与者的真实姓名。在一些特殊的 CBQR，如参与型行为研究（Participatory Action Research, PAR）中，参与者就是这样。PAR 研究者与社区合作，为了弄清社会变革的明确目的。PAR 的社区合作者，比如社区领导以及基层活跃分子，也许更愿意他们的名字出现在出版的研究结果中，使得他们自己对推动社会变化的进程起到作用。要使这些参与者被认出，可以通过以下几种方式来完成：如在描述活动或者解释研究协作单位时，可以直接指出引用了某人的话语，或说明引用的观点来自某人。

另一方面，对于保护社区或者个人可识别身份的信息，研究者和参与者会选择避免采集或者报告具有可辨识性的信息。用假名掩盖身份，只采集普通的信息，比如性别、年龄段等综合描述，从而能保证在报告时做到匿名。社区的识别信息也可以被掩盖，或给具体地点一个虚构的名字，并且将其定位在宽泛的地理位置，如"中等大小、东北部城市"。如果在致谢中明确了某个合作机构，那么掩饰也就白费了。

> 即便是其他类型的涉及人类受试者的研究，维护研究社区的保密性也十分重要。

　　一些会导致污名化的话题（如 HIV 携带者或者吸毒）或敏感的社会身份（同性恋、变性、仇恨群体、性交易者）往往也隐匿真名，并且除非保证一定能做到保密，否则一般很难收集到精确的数据。在这些情况下，书面知情同意书也许让参与者无法保持匿名。在这种情况下，研究者可向伦理委员会申请免除知情同意签字，这样参与者将提供口头知情同意，而不是书面同意，同样可以证明他们明白研究的目的，明白自己的信息会被如何储存以及利用，以及他们作为研究参与者的权利。同时，卫生与公共服务部（DHHS）将提供一份保密证明，从而避免因传讯而不得不泄露研究数据。

研究方法

　　CBQR 可在一个研究项目中使用多种数据收集方法。其中包括参与者观察、深度访谈（结构式和非结构式）、群体讨论以及检视公开文件。使用这些方法采集到的数据可以以视频、音频、考察笔记（手写或者记录在笔记本电脑里），或者这些形式的任意结合来收集。所有这些方法都需要得到机构伦理委员会的许可，但由于这些方法总体上被认为是最小风险，所以通常适用简审的方式进行审查。

需要特别考虑的关键点

录音以及录像

　　对于需要录音或者录像的研究环境，将有一些特殊的伦理和法律要求。

　　在个人访谈中，参与者会提前被告知研究人员想要录下这个采访过程。被采访人的知情同意可以通过录下来，证明他是自愿接受录像。接受录像的参与者应该被告知在整个采访中的任何时点，他都可以要求停止访谈。当要拍摄一个群体的时候，群体内的所有参与者都应该同意接受录像。同样，群体内的任何参与者都拥有在任何时候要求停止录像的权力。

当然，如何运用录制下来的材料，以及对这些材料的保护措施需要进一步具体化。（例如：保证只作为研究用途，转录后销毁；只有研究人员或者工作人员才能获取等。）

如何处理这些录制的资料，会在研究开始前就决定好，并连同获取知情同意（多数以文件形式）的过程，都要在向机构伦理委员会提出的申请中具体描述。

笔记

尽管上面的规定也同样适用于研究者的手写笔记，但是仍然有几点需要在做笔记的时候加以考虑。研究者也许考虑在做笔记的时候只使用假名。但如果笔记会被输入电脑存档，那么就需要决定是把手写笔记销毁还是储存到一个安全的地方。

焦点问题讨论小组

讨论小组是一种群体访谈，由一个主持人主持或辅助进行。它的主要目的是让群组成员进行讨论，记录下他们的评论并且观察他们的互动。

由于讨论的话题可能引发激烈争论，所以要采取特殊步骤保护群组成员免遭他人的愤怒攻击。在会前就要解释和阐明参与规则，让群组成员明了应如何展开讨论，会后应保守秘密。由于有些话题在某些小组访谈中可能会引起强烈的情绪波动，在小组访谈结束时，必须发放一张指引清单给每个参与者供参考，以便他们在需要时可以进一步讨论自己的感受和担忧。主持人可能会建议参与者联系他们的医生、治疗师或者社会工作者。参与者也可能希望，就一些讨论话题有关的特殊问题寻求建议。当这类问题不能在小组访谈的情境中解决，信息清单能指引他们向其他部门求助。所提供的信息也应根据小组访谈话题的不同而改变，但是大都包括了社区辅导电话、热线电话以及网站。

偶尔主持人需要直面一些特别的参与者行为。不论是讨论的话题造成了某些人焦虑不安，还是在参与者中引发了争论，主持人都应当进行干预。大多数时候，不安或是捣乱的参与者都会被要求离开，感谢他们的参与，同时向他们提供上文所提到的信息以及指引清单，并支付之前同意的奖励或酬金。

　　另外，研究者应当思考，如果受试者公开说他会危及自身或是他人，则方案应写明这种情况下如何处置。

公开信息

　　研究者也可能会面对一些道德困境。听到他人的违法行为，如家庭暴力或者吸毒、虐待儿童、性侵之类的行为，不可能仅作为研究数据来对待。如果情况允许，研究者的责任感会让他采取进一步的行动。有时候一些信息已经被参与者报告给了有关当局。在这种情况下，研究者只需要确认参与者是否已经报告。向警察或者其他政府机关报告特别的行为需要一定程度的细节（如日期时间、地点、内容），并不只是怀疑或者是模糊引述。再次强调，研究者也必须保证参与者目前必须处于安全状态。在这些情况下，研究者提供的关于参与对象的信息清单可能十分有用。"保密证明"可避免在传讯等情况下将敏感信息泄露。如果研究者将会向有关部门报告，如有关虐待儿童的问题，那么主持人应当提醒参与者这一情况。

　　如果预期信息泄露会让参与者遭受危险或痛苦，那么提前咨询研究社区，是比较明智的做法。社区也许更愿意让神职人员、社会工作者、父母、老师或者辅导员知道具体的情况。

报酬与奖励

　　研究参与者花费了他们的时间与精力来帮助整个研究或项目的实施。给予交通补助（如公交车或者是出租车费用）或提供一顿饭、帮助照顾小孩也许能减轻参与研究的负担并且增加招募率。要感谢他们在时间上的付出可以给予金钱酬劳，比如礼品卡或是现金之类。咨询社区能更好地进行合理合法的补偿。补偿可以是金钱、食物乃至服装折扣券等。

提供给参与者的资源

　　对于研究人员而言，拥有一张参与者在需要时可以利用的社区资源清单非常有用。这个清单可以包括：热线电话，免费诊所、社区支援小组或是社区中心的联系方式。

观察参与者

侵入性较小的定性试验包括了观察和 / 或参与社区集会和公共事件。小型的集会中，研究者必须表明自己是得到组织者批准后来收集数据的，这一点十分重要。当然，只有参与者自己才能表达是否同意参与研究的意愿，同时研究者也要做好准备，有一些人会拒绝参与研究或接受观察。这意味着人们可以无视研究者或是不与他交谈，这也意味着有关特定人员的数据无法被收集，更可能意味着研究需要退出该事件。而当面对的是一个大型公开集会时，若可保证参与者匿名，那么无需采取特殊措施。

二级受试者

在某些情况下，研究者在社区研究中从原始受试者处搜集另一人（即第三方）的信息。如果研究者获得的关于第三方的信息属于隐私并可识别个人身份，那么第三方则成为次级参与者。二级参与者符合联邦法规关于人类受试者的定义。因此研究者必须获得二级受试者的知情同意，并确保有适当的措施保护他 / 她的隐私和研究数据的保密性。在某些情况下，伦理委员会可根据法规批准免除次级参与者的知情同意。

被剥夺权利的群体

在 CBQR 过程中，保护弱势群体（儿童、孕妇等）的有关内容也同样适用。然而，某些被研究的社区则代表了一些特别的弱势群体，比如经济困难者或者被监禁者。这些社区也许会怀疑，研究者或者研究项目似乎会利用他们的个人信息，却不能给他们个人或整个社区带来什么实际利益。研究者必须清晰地了解研究的目的，以及对于社区的潜在利益（如有）。非常重要的一点是，千万不能过度夸张潜在利益，或者是承诺一些研究者无法控制的资源。社区如果相信他们参与研究后会获得一些曾经保证过的福利，而最终没有实现的话，他们会感到自己被利用了。研究者应该清晰地说明，任何受益都会视情况而定。有一条黄金法则：不要承诺任何你做不到的事情。

研究结果的发布

研究者应当慎重考虑如何撰写和发布研究结果，以及哪些人是阅读人群。发表结果的主要目的之一是对自己实际体会的社区状况做一个交代，并对提出的判断和措施做出符合逻辑的解释。向局外人描述"这些人"是很困难的，特别当社区的价值、社会状况根本和局外的读者完全不同时，解释的难度就更大。研究者需要避免给社区贴标签或者侮辱整个社区和个人。所研究的社区可能会希望在发表和报告之前，预先审阅并作出评价。研究者因而要仔细考虑，要考虑到任何因发表了敏感、尴尬或是不和谐的信息而可能导致的意想不到的后果。

更多资源

美国人类学协会的伦理准则（http://www.aaanet.org/）以及美国公共健康协会指导原则（http://www.apha.org）都能很好地帮助研究者了解如何在开展 CBQR 时，做到"在保护研究社区的信息私密和尊严的同时，增进可信的、非利用的合作关系"。

第11章
遗传学研究中的伦理问题

通过学习本章，读者将能够：
- 了解"遗传学研究"的定义，并讨论这一定义的复杂多样性。
- 讨论遗传学研究受试者的保护问题。
- 了解"转基因"的定义，并讨论这一概念的复杂多样性。
- 针对转基因研究的受试者保护问题。

引言

在过去的二十年中，人类遗传学研究主要集中于由单一（孟德尔）基因引起的罕见遗传疾病，如囊性纤维化或亨廷顿病。随着人类基因组计划的实施，并对预测人类所含的大约 30 000 个基因进行确定，医学遗传学的研究重点正在发生快速变化。对于已知基因和突变的孟德尔遗传疾病，研究正转向确定高效的诊断检查手段（包括遗传筛查）、探寻可能影响疾病病程和预后的"修饰基因"以及新的干预措施，包括基因治疗。

针对具有复杂遗传模式和重大环境诱因的常见疾病，在研究遗传学对其影响方面人们已作出巨大的努力。这些复杂疾病的研究通常需要结合遗传学和流行病学方法。因此，通常需要大量的志愿者，采集的研究数据常常包括在较长研究周期内收集的大量个人信息，包括临床和人口学数据、职业、饮食及其他环境暴露因素，社会经济学数据和行为学特征。由于这些复杂疾病存在多基因发病因素，因而在研究开始时对需要检测的基因种类和数量往往不明确，这就有一种现实的可能，导致产生并非人们希望看到的基因检测结果。

冠心病、高血压、癌症、精神疾病、成瘾性疾病、糖尿病、过敏或哮喘等复杂疾病的高患病率也意味着其研究数据、组织样本和总体研究结果拥有巨大的商机。由于对大量可预防疾病最终能发现其易感性，也使得我们重新定义了"患者"和"非患者"的界限。因此，现代遗传学研究往往伴随着许多伦理、法律和社会问题。对研究风险和受益的解读，如何处理隐私、保密性和匿名性，以及如何定义利益冲突和知情同意都面临现代遗传学研究带来的挑战。

联邦和州法规

目前并没有一个全面的联邦法规能够覆盖遗传学研究的所有方面。已有人类受试者保护的联邦法规，旨在指导这些研究应如何实施，并可由每个伦理委员会进行解读。联邦和州一级的新立法主要涉及保护患者免受基因歧视（保险或就业）或由于基因检测而带来的隐私损害。其中部分法规也用于保护参加基因检测的受试者权益，但有时候仅是给研究和研究者带来非常尴尬的限制而已。

应考虑的一些要点

遗传学研究有许多不同类型，而且"遗传"一词也用于不同的情形。对于理解在遗传研究中保护受试者时我们必须解决哪些问题，明确这些概念至关重要。

> 遗传研究正迅猛发展，研究者们应让他们的伦理委员会获知最新进展。

什么是"遗传"？

通常"遗传"是指组织、器官或者整个人体细胞中的脱氧核糖核酸（DNA）或核糖核酸（RNA）（"分子遗传学"）（例如此类陈述："癌细胞的遗传变化导致细胞异常生长"）。在其他情况下，"遗传"是指遗传物质通过DNA从一代传递到另一代（例如此类陈述："那个家族中有一种家族遗传病"）。对这一术语，后者的使用同时带有"家族性"和"遗传性"的含义。所有这些术语应该与"先天性"相区分，"先天性"仅仅指的是一个人与生俱来，无论是否源于环境因素、基因因素、遗传因素或是家族因素。

什么是不同种类的遗传变异？

遗传变异包括通常所说的基因突变和基因多态性。基因突变分为两大类。存在于单个个体所有细胞中的分子遗传学改变意味着这些改变出现在第一个细胞（即受精卵），再由这个细胞成长为一个个体。这些基因突变被认为是"体质性"（或"生殖细胞系"）的，通常是继承自一个或两个亲代。它们同样可以被传递至下一代。有时基因突变仅仅出现在个体的某些细胞、组织或器官中，而不是出现在他或她的大多数体细胞中。这些个体通常在出生时具有正常的"体质"，但在日后的生活中产生了基因突变。这些有限的基因突变被称为"体细胞"突变。体细胞基因突变不能经遗传而获得，同样的，一般也不传递给下一代。

当然，这两类基因突变并不总是相互排斥的。例如：单个个体可能遗传一个体质性突变，从而使他或她更容易出现体细胞突变。这是许多家族性癌症倾向综合征的基础。另外，体细胞突变可能发生在个体的生殖腺，这样一来这些突变就可能通过卵子或精子传递给下一代。

基因多态性代表着个体基因组成在普通人群中的自然变异，可表现在DNA、RNA 或者蛋白质序列上。关于基因多态性，一个很好的示例是个体之间的 ABO 血型差异。这些多态性通常不被认为是直接导致疾病的原因。然而，目前许多人类常见复杂疾病的遗传研究中，人们试图建立特定基因多态性与疾病易感性之间的关联。Apoe4 多态性与患阿尔茨海默病的风险增加相关，就是一个很好的例子。

其他基因多态性改变了个体对已知病原体的抵抗力，突显出许多常见疾病的遗传与环境之间的相互作用。趋化因子基因 CCR5 的突变与 HIV 感染的抵抗力之间的关系就是一个很好的例子。基因多态性是个体遗传组成的一部分，并依照已知的遗传法则，从父母传递给孩子。这为判断研究结果会给受试者带来何种风险与获益提出了特殊的挑战。

由于对特定基因的突变和多态性的认识不断发展，这就增加了遗传研究方案设计的难度，因此伦理委员会在跟踪审查时必须对方案做持续再评估。咨询该研究领域中的专业人士至关重要。研究者应该协助他们的伦理委员会掌握该领域当前动态，例如：在研究进展报告中包含文献综述或者向委员会提供简短的最新信息。

遗传研究和基因检测

在现代遗传研究中围绕受试者保护问题的担忧和焦虑都与基因检测有关。在讨论什么是"基因检测"之前，特别需要重点指出的是，有许多遗传研究并不涉及基因检测。例如：1990 年由 McGuffin 和 Huckle 发表在《人类遗传学》（*Journal of Human Genetics*）杂志上的一项研究，探讨就读医学院是否是遗传特性所决定。这是一项利用就读医学院人群的家族史进行的调查研究。家族谱系信息通过遗传统计学方法进行分析，并提出了一种遗传特定模式。这是一项遗传学研究，但不涉及任何基因检测。这类研究包括很多更加复杂的调查，包括双胞胎研究、近亲研究和家族史拓展分析。

什么是"基因检测"这一问题不容易回答。"基因检测"的定义是"一种涉及基因观察的检测"。这一定义强调了在检测过程中的实验室技术，包括任何 DNA 检测。然而，它并不区分体细胞和体质性遗传变异，尽管体细胞突变通常不是家族性的或者遗传性的。"基因检测"另一个可能的定义是"确定个体在某个特征方面的遗传状态"的检测。这一定义关注的是检测的目的，即为什么进行这个检测，而非实际所采用的技术。这一定义可能过于宽泛，因为许多常用的方法并非基于 DNA 的检测，也可以用来确定个体遗传状态，例如囊性纤维化的汗液氯化物含量的测定。

在纽约州，公民权利法（第 79-1 条）将"基因检测"定义为："任何针对人类 DNA、染色体、基因或基因产物，用于诊断遗传变异的实验室检测。此类变异与个体或其后代的遗传性疾病或缺陷有关；这一术语也应包括 DNA 谱图分析。"这里规定了排除情况，即基因检测并不包括"现有或今后发现的与基因变异相关的任何常规血液学或其他医学检测，除非是特意用于发现此类基因变异的检测"。尽管排除标准仍然有一些含糊（比如什么是"特意"），但这一定义对问题的复杂性做出了合理妥协。更大的问题是，由于越来越多的疾病被发现与遗传因素有关，这就对定义"遗传疾病或缺陷"增加了难度。这会在将来对人类受试者保护工作提出挑战。

常见遗传研究的种类和注意事项

遗传研究有四种主要类型，包括基因或基因产物检测。这里将按照前面陈述的"基因检测"的定义，对于是否为"涉及基因检测的遗传研究"做一讨论。

1. 涉及疾病过程的特定细胞、组织或器官中的 DNA 或 RNA 的分子遗传学改变的研究，而非特意研究这些改变是否是可遗传，或者这些改变是否反映了疾病或缺陷的遗传倾向。

对肿瘤的特定遗传改变进行分析，这在许多肿瘤学研究中非常常见。这些改变与肿瘤的生物学或者治疗应答有关。然而，为了证实这些肿瘤细胞中的基因改变确实属于体细胞突变，则通常必须确定患者的正常组织中不存在类似突变情况。这就是为什么在大多数的癌症患者遗传学研究中，通常需要来自患病受试者的正常（非癌）组织的标本作为"对照"，最常见的是血液。白血病或者淋巴瘤或许例外，因为血液是涉及疾病的组织。同样，未患病的志愿者可能需要作为额外的对照，尽管对这些志愿者的检测经常是匿名进行。因此，这些研究在技术上并不涉及上述定义的遗传检测。然而，如果一个癌症研究着眼于"正常"的非肿瘤组织中的体质性基因突变，那么它就是对疾病的遗传倾向进行检测，也就涉及了"基因检测"。这些研究结果会对受试者和他们的家庭产生完全不同的影响。

> 基因检测的结果不仅影响受试者也影响他们的家庭。

这类遗传研究的一个亚类，常见于人类学或群体遗传学研究。这些研究旨在利用遗传标志物追踪遗传起源、群体行为（如迁移、混合及与其他种群通婚）和特性（如不同人群特定基因频率）。遗传标志物的检测也包括与疾病状态相关的基因，例如：比较在不同种族人群中特定基因突变频率，了解种群的历史或提供更好的基于种族的遗传咨询。尽管这类研究在数据分析中援引了基因遗传的概念，但是目的通常不是去确定个体受试者或家族对于某些疾病的遗传倾向。就这一点而言，可允许在知情同意书的要求上有一定的灵活性。鼓励这类研究的研究者以匿名方式进行数据采集和基因检测，以保护受试者免遭无意伤害。

2. 针对某种疾病患者一个或多个已知可诱发突变的特定基因进行检测的研究。

针对囊性纤维化患者的疾病严重程度与囊性纤维化基因（CFTR 基因）的特异性突变之间相关性的研究就属于此类。一般而言，这类研究涉及基因检测。然而在基因检测之前，受试者已经基于临床依据被确定为患有遗传性疾病。这样的话，这些研究中与基因检测有关的额外"风险"很小。换句话说，因为基因检测并未暴露新的遗传易感性，只是确认患者的疾病状态，并不会过多改变受试者的社会心理构建。

3. 在一个或多个基因区域中，检测可疑与发病相关的基因突变或者 DNA 多态性的研究。这些研究通常被称为"遗传图谱"研究。

这类研究通常关注已知患病的参研患者，以及患病或未患病的家庭成员。临床信息（即疾病状态和家族史）用于证实某个特定基因确实是该疾病的诱因，或致病基因位于某个基因区域。尽管这些研究往往涉及 DNA 检测，但是本质上不涉及"基因检测"本身。

关于这类研究有两个要点需要牢记。首先，查明每位家庭成员的疾病状态。原来认为未患病的成员可能被确诊为该疾病，这种情况很常见。这种情况可能意味着"风险"或者"受益"，这取决于参与者的个人看法。其次，随着研究的进展，可能有新的发现，这会得出这样的结论，即致病基因已经确定。从这一点来说，新的研究参与者对于该基因的任何检测就构成了真正的"基因检测"。这一点强调了对研究中的疾病已知信息进行持续评估，以及在整个研究过程中咨询专家意见的重要性。

4. 在一个或多个基因区域中，检测已知基因突变或者 DNA 多态性，反映疾病的已知或可疑的易感性研究。这类研究往往被称作"遗传相关性"研究。

在此需区别可引起疾病的遗传变异与易患某种疾病或缺陷的遗传变异。例如：CFTR 基因突变导致囊性纤维化，而具有两个拷贝的 APOE4 基因则大大增加了个人患阿尔茨海默病的可能性，但也可能并不发生。

遗传相关性研究中存在一些困惑，因为从某种角度来说，似乎只要检测不是针对疾病状态的诊断，它就不应该被视为"基因检测"。然而，应当明确的是，对疾病遗传倾向的检测已然构成基因检测。

遗传相关性研究是确定常见复杂疾病遗传因素的最常用方法。根据不同遗传因素方面的知识，以及受试者是否处于已知、怀疑、或未知的疾病状态，类似在上述第二类和第三类研究中所讨论的注意事项可能也非常有意义。

举例

以上遗传研究的分类并非互相排斥的。下面用一个稍微复杂一些的例子来说明这些问题的复杂性。疾病至少是由两个基因中的一个基因发生突变所致，其中之一已被确定（基因 A），但是另一个（基因 B）迄今为止尚未被发现。设计一项研究用来发现（或"定位"）基因 B。为此，必须从患有该疾病的个体以及他们患病和未患病的家庭成员中收集血液样本。为了证明患病个体的基因 B 发生突变，就需要证明这种疾病不是由基因 A 突变引起的。因此，基因 A 的基因检测是必要的。受试者已知患有该疾病，因此检测相关风险较低，但是针对基因 A 的检测仍被认为是基因检测。

　　当一位患者的基因 A 突变检测结果为阴性，该患者和他 / 她的家人将进行基因 B 定位。这一部分研究并不构成基因检测，因为基因 B 的位点仍然是假设的。类似这样的研究并不少见，这涉及上述第二类和第三类的遗传研究。如果研究完成并且找到基因 B，后续受试者针对基因 B 的任何检测同样构成真正的"基因检测"（第二类）。

　　假设在基因图谱研究完成后，发现有相当数量患有该疾病的患者的基因 A 和基因 B 都未发生严重且有害的突变。相反，这些患者基因 A 和 / 或基因 B 有轻度变异，它们本身并不会导致疾病，但当与其他基因的变异型相结合时，假设为 C、D 和 E，在恰当的环境下（如不良饮食或缺乏运动），该疾病就会表现出来。在这种情况下，患有该疾病的患者检测基因 A 和 B 就属于上述第二类和第三类情况，也同时属于四类，这取决于对基因与该疾病之间的关系我们了解多少。这个例子强调，获知了新信息可能会改变对某项遗传研究的评估。

行为遗传学研究

　　行为遗传学研究是一种特殊类型的遗传学研究，其关注个体的行为特点。所研究的行为可以包括传统通常认为的医学问题（如精神分裂症或躁狂 – 抑郁疾病），也可以包括那些新近认为部分是器质性问题的病变（如药物成瘾或者酒精成瘾），还可以包括普通人群中被认为"正常"变异的行为（如个性特征、性取向或者智力水平）。许多行为特征包含其社会的属性和印记，因此必须特别注意考虑保密性和其他知情同意的事项。当同时检测"遗传"成分时，需要特别关注行为研究的敏感性。例如：一项试图在未存在药物成瘾的个体中找出药物成瘾的遗传易感性研究，可能会对个体的自我印象、社会地位、就业能力和投保时评估的可保性产生重大的影响。因此，当设计和审查行为遗传研究时，需要给予高度重视。为了进一步保护受试者，一定要考虑保密证明，避免被迫公开个体受试者研究数据的情况（参见第6章）。

对于方案和知情同意的特殊考量

《贝尔蒙报告》中的受试者保护基本原则也适用于遗传学研究。因此，遗传学研究的方案和知情同意所需的常规要素与其他人体研究类似。然而，因为遗传信息与人体其他信息在很多方面都有所不同，对于方案和知情同意需要给予特殊的考量。

风险和受益

对于大多数遗传学研究而言，个人的身体伤害很小，通常仅涉及采集血样、颊黏膜细胞刮取或者使用临床可获得的生物组织。但是，受试者心理或者经济方面存在潜在风险。对于基因图谱或者相关性研究，作为研究的一部分，临床评价或者基因检测可以对疾病状态进行分类，导致疾病诊断或发现患者，或者发现受试者是某一疾病的高危人群。对于一些受试者，这些信息是存在风险的，因为这些信息并非他们所预料的，可能会对他们的自我印象、可获得保险能力或者就业能力产生影响。然而，对于其他一些受试者，这些信息可能代表一种获益，如早期治疗和预防，获知患者和他们家庭未来的遗传风险等。在这种情况下，如果患者被诊断为既往未知的一个疾病，研究方案应该包括介绍遗传咨询和临床管理服务的条款。诊断可能带来假阳性和假阴性结果也应该在方案中提及。

一些多中心研究，基因检测在非招募地点进行。一些研究仅仅向招募地点的主要研究者报告检测结果，而不向受试者提供基因检测的结果。有时候这样做会使招募地点的主要研究者陷入伦理上的两难境地，因为他们出于职业责任感，认为有义务告知患者可能存在的健康风险。对于主要研究者是医生，而受试者又是他们的患者时更容易出现上述情况。事实上，美国人类遗传协会已经发布了明确的指南，根据新发现的信息，医生有责任告知患者他们所能预测的患者潜在健康风险。这使得一些研究者后悔他们当初承诺不向患者提供基因检测结果。正因为如此，在遗传学研究的初始方案设计时，研究者就应该仔细考虑这种可能性，而不能简单地为图方便而决定不提供基因检测的结果。

标志、匿名和保密

遗传学研究增加了定义"可识别身份"信息的复杂性。因此，遗传学研究的保密需要解决许多非遗传学研究尚未包括的其他问题。

总体而言，像姓名、地址、医疗记录号码、社会保险号码、电话号码、指纹、照片和视频记录等信息是全部或者部分的身份标志。正因为 DNA 检测在法医学中的广泛应用，人们将此作为个体的最终标志，又将之称为"DNA 指纹"。然而，大多数人无法通过 DNA 检测结果进行识别，这是因为目前尚没有包含大量个体数据的 DNA 数据库存在，能使其真正成为一种好的"标志"。换句话说，某一特定个体的 DNA 编码信息可能不存在或者根本无法轻易获得。但对于有些受试者情况可能有所不同，这些受试者因为职业或者法律原因在电子数据库中已经留存了他们的 DNA 信息，如罪犯或者服役军人。因此针对这种情况，应该谨慎评价涉及基因检测的遗传学研究。

对于罕见的遗传疾病，阳性疾病状态本身通常就是一个强有力的标志。例如：研究参与者如果是医学中心中唯一被诊断出某种疾病的患者，通常很容易被大家得知他 / 她的诊断。那么即使已经隐去参与者的姓名，这一罕见疾病诊断的研究记录本身就是一种标志。在家族研究中，家系中各类亲属的特殊表现模式可能会泄露受试者的身份，尤其是在与所研究疾病相关联时更是如此。这一现象在大型家系的遗传图谱研究中最为普遍。例如，一名强直性肌营养不良的受试者，其十个兄弟姐妹中有两名已经患病的姐姐和一名患病的哥哥，这些信息有时候能够导致其很容易在社区服务组织中被识别出来。这样，当遗传学研究结果在医学杂志发表时，即使没有提供名字或者其他明显的标志内容，受试者的家人和朋友在读文章时仍然很可能识别出谁参加了该研究。当发表的结果包含一些他们朋友和家人以前不知道的敏感信息时，如私生子女、堕胎记录或者药物成瘾史，都会给受试者造成不小的麻烦和困境。

总之，当家庭成员作为一个小组参与研究时，在遗传学研究中保证基因检测结果在其家庭成员中的保密性非常困难。有时候从某个人的基因检测结果可能得出有关另一个人的确定结论。在大家族中可能存在强迫受试者参加研究并公开他们检测结果的情况。研究者和研究方案的审查者必须对此类情况有所警觉。另外，家庭成员之间关系的复杂性和某些无法预测的关系，使得按照法律程序来防止公开遗传信息显得格外重要。鼓励研究者认真考虑获得保密证明，保护这些信息不被泄露。

数据和组织的保存

任何一个基因检测的研究方案都应提出一系列的问题，关注如何保存组织样本和数据用于未来研究。在知情同意书中清楚地说明以下内容非常重要：组织样本和数据保存的时间、组织样本和数据在将来如何应用，以及是否仅仅用于获得这些组织样本时的相关疾病研究。未来基因检测的结果是否告知参与者以及如何告知参与者，也需要在知情同意书中提及。在后续的研究中，组织样本和数据经常可能会发送给研究中心以外的研究者，对于保密性的特殊考量也是非常重要的。

知情同意过程和遗传学咨询

遗传学研究的复杂性使得知情同意书非常难以理解。基于这一原因，很多人建议在知情同意之前或者过程中需要向研究参与者提供遗传学咨询。包括纽约州在内的一些州已经明确要求包括基因检测在内的研究必须进行咨询。而其他一些州要求相对宽松，要求伦理委员会对此问题进行考虑。目前对于谁具备资格提供遗传学研究咨询尚没有统一的定论，而仅仅要求提供这种遗传咨询需要由"专业人员"提供，那完全可以由研究者或者研究的后方支持人员来提供。遗传咨询应当如何进行书面记录，这一点也不明确。因此就由当地的研究者和伦理委员会决定。

需要考虑的要点

想仅靠一个研究方案或者知情同意书模板就适用于所有遗传学研究是不可能的事情。但总体而言，在设计、审查遗传学研究方案时除了人体研究通常需要考虑的问题外，还需要考虑下列问题：

- 这个遗传学研究是否包括基因检测？如果是，通过基因检测是否可以找到疾病的病因或者易感因素？

- 基因检测参与者的疾病状态是已明确、不清楚或者未知？

- 研究机构的主要研究者是否可以获得基因检测的结果？

- 参与者是否可以获得基因检测的结果？

- 如果参与者无法获得基因检测的结果，但研究机构主要研究者可以获知。特别是当研究者是一名医生，而参与者是他 / 她的患者时，这种没有告知结果的行为是否违背了研究者告知义务的伦理责任？研究者有义务告知患者可能出现的严重伤害。

- 如果参与者可以获得基因检测的结果，这到底是构成了风险（例如：不期望得到的结果、假阳性诊断、丧失本可获得的保险、丧失就业机会的可能）还是受益（例如：早期诊断可带来早期治疗或者预防，帮助个人或者家庭做出了风险评估）？

- 如果参与者参加研究的结果是获得了一个以前不知道或者未预期的疾病诊断，是否有条款规定可以为他们推荐遗传咨询或者临床管理服务？

- 还有谁可以获知基因检测的结果？

- 发表研究数据时还有其他部分标志性信息会被披露吗？例如：个体的遗传变异、疾病状态和家族史等。

- 是否需要保密证明进一步确保受试者的隐私得到充分保护而不被泄露？

- 组织样本和 / 或数据被保存多长时间？组织样本和数据在哪里进行保存？组织样本和数据在当前研究获得结论后会被丢弃吗？或者组织样本和数据会被用到包括基因检测在内的未来研究吗？

- 组织样本和 / 或数据是否会被二次运送利用？参与者信息的机密如何进行保护？

- 基于上述问题，未来基因检测结果将如何进行处理？

- 参与者签署知情同意书之前是否需要进行遗传咨询？谁应该提供这样的遗传咨询？他或者她的资格认证如何进行？

- 当参与者退出研究时，参与者能否要求销毁其样本或者隐去姓名，或者要求不能使用其数据？

转基因研究

自 1980 年首个人类重组 DNA 实验以来，临床转基因研究迅速增长，特别是在肿瘤临床试验领域更是如此。迄今为止，大量的人类转基因研究方案在美国国家卫生研究院（NIH）注册，涉及使用转基因进行肿瘤相关诊断，且主要是 I 期和 I/II 期研究。

无论科学界还是公众对人类转基因（human gene transfer, HGT）研究的兴趣都不断增加，同时对疾病相关基因和有关治疗措施的知识和误解也在不断增加。这类研究引起了复杂的科学、医学、伦理和社会问题，尤须特别关注。

这一部分主要讲解转基因相关的法规和知情同意书注意事项。对 NIH、重组 DNA 顾问委员会（Rcombinant DNA Advisory Committee, RAC）和 FDA 对 HGT 研究的监管也进行简要介绍，同时对机构生物安全委员会（Institutional Biosafety Committee, IBC）的作用以及与转基因相关的知情同意特殊考虑，也加以概述。

背景

因为基因工程已经开展了超过 25 年，重组 DNA 技术已经使得生产治疗用蛋白质（如人胰岛素和人生长激素）成为可能，也使得人类基因测序确定许多疾病的遗传学基础成为可能。然而，尽管转基因是相对较新的技术，而且仍然是对重组 DNA 技术的实验性临床应用，但这一技术已经引起了公众的注意。部分原因是这一技术的发展前景非常吸引人，另外也与这类研究的伦理和社会影响有关。

转基因是一项技术，通过用有效基因替换会致病的缺失基因或者错误基因，使得细胞能生成正确的酶或蛋白。转基因是通过"载体"（通常来源于病毒或者细菌）将基因片段复制到细胞而完成。转基因技术只能用于体细胞，而不能用于生殖细胞。生殖细胞的转基因不仅可能影响被治疗的个体，而且会影响到人类的后代。基于伦理（改变人类整个种属的基因库）和特定技术的考虑，近期不会开展此类人体生殖试验。

人类转基因研究，与普通的临床研究一样，都具有风险。采取措施减少和控制已知和未知的风险非常重要。参加宾夕法尼亚大学一个转基因研究的年轻人 Jesse Gelsinger 意外死亡，使得研究者、联邦机构、伦理委员会

（IRB）和机构生物安全委员会（IBC）在进行或者监管转基因临床研究时格外强调经常保持警觉的必要性。尽管 IRB 的存在是为保护参加试验的受试者权益，IBC 则有责任保护公众避免遭受因转基因技术有可能导致的更大范围的不良后果。

　　所有临床转基因试验，无论其资金来源如何，无论是哪一个研究机构，都必须作为生物产品受到 FDA 法规（21 CRF 312）制约。FDA 有权在评审后允许转基因临床试验开始实施，或者为保证参与者的安全，必要时可临床暂停一项研究。FDA 已经发布了"注意事项"文件（可在 FDA 网站上获得），主要用于指导良好生产规范（good manufacturing practices, GMP）。FDA 要求涉及转基因技术的临床试验在原则上与其他生物制品试验没有区别，主要重点放在对申办者的要求上。

> 所有转基因试验都受 FDA 生物制品相关法规的约束。

　　另外，研究者进行基础或者应用性转基因研究，无论是由 NIH 资助还是在接受了 NIH 的重组 DNA 研究项目资助的机构进行任意一种研究，也都必须遵从 NIH 指南。NIH 指南中的附录 M，也被称为"关于将 rDNA 分子转录到一个或者多个人体的研究方案设计和递交注意事项"特别强调了人体转基因技术的要求。指南旨在帮助主要研究者、研究机构、IBC、生物安全官员和 IRB 确定进行这些研究时是否实施了充分的安全保护。未能遵从 NIH 指南中的要求会致使 NIH 限制、暂停或者撤回对机构的所有资助。对于 NIH 已批准的一个或者所有重组 DNA 项目，NIH 也可增加某些要求。

　　对于没有接受联邦重组 DNA 研究经费的私人资助开展的转基因研究，不强制遵从 NIH 指南，但是许多申办者和研究者都自愿选择遵从，因为指南中强调了人类受试者保护。

　　通过 IBC 的管理，每一个研究机构都有责任保证所有重组 DNA 研究遵从 NIH 指南开展研究或者获得资助。IBC 询问研究者的问题包括科学问题，例如：载体如何准备、试剂是如何保存。同时，IBC 也关心知情同意的过程是如何进行。换句话说，IBC 必须既关注公众的利益，也要关注个体受试者的保护。

> IBC 有责任确保重组 DNA 研究遵从 NIH 指南开展。

在保护受试者方面，IBC 和 IRB 的作用有所重叠。然而，许多 IBC 在临床试验方面的经验非常少，而许多 IRB 对于转基因方面的技术知识知之甚少，因此这两个委员会间的沟通十分必要。

研究者、IBC 和 IRB 必须记住下面知情同意书中与转基因临床试验相关的一些基本概念，包括：

- 采取了什么措施减少向非试验参与者人群传播的风险？
- 如果出现传播，会出现什么后果？
- 避免使用"治疗 / 疗法 / 药物"这样的术语，建议使用"制剂"。
- 应该清楚地说明使用了重组 DNA。
- 必须说明重组 DNA 可能留存在体内。
- 载体激活原癌基因或使抑癌基因抑制，造成载体相关性肿瘤的风险如何？
- 是否有与转基因试验相关的特殊问题，例如：短期或者长期风险和获益的不确定性，或者媒体关注的可能性。
- 必须明确受试者可能要接受终身随访的可能性（附录 M, Ⅲ, B, 2, b）。
- 必须清楚说明要求男性和女性避孕。
- 需要说明有限制一定自由的可能性。
- 需要说明信息可能暴露给家庭成员。
- 必须说明信息可能暴露给媒体的风险。
- 必须告知受试者将来需要进行尸体检查。

转基因如果成功，将会给医学科学带来的革命性的巨变。但是，转基因研究也史无前例地带来了科学、医学、伦理学和社会行为的复杂性，因此必须进行特殊的监控。在进行这一颇具前景的研究时，如何在保护试验受试者和社会大众之间寻找平衡，将继续是一个极具挑战性的任务。

第 12 章

临床研究中的特殊伦理关注

> **通过学习本章，读者将能够：**
> - 讨论临床研究中使用安慰剂的伦理问题。
> - 描述临床研究中使用安慰剂时要遵循的指南。
> - 描述数据监察委员会的作用、角色和职责，并且描述其如何同伦理委员会、研究者、申办方以及外部监管机构交流。
> - 描述数据监察委员会就在研项目的实施提出修改意见的过程。

安慰剂的使用

第 5 版《赫尔辛基宣言》中有一条原则指出："新干预方法的益处、风险、负担和有效性都应跟现行最好的预防、诊断和治疗的方法进行对比测试。"这一原则表面看来是指临床研究中如果有标准治疗时则禁止使用安慰剂。尽管随后针对这一原则进行了澄清，表明并非禁止所有安慰剂的使用，但是这一原则还是加剧了长期存在的关于使用安慰剂的讨论和担忧，同时也促进了临床研究的伦理审查。

安慰剂使用的一个关键伦理问题是，研究中安慰剂对照组的患者是否受到了不公平的对待，因而无法从现有的医疗中获益。若安慰剂可能带来不可逆的伤害或严重不适时，这一担忧变得尤为突出。但从另一方面讲，某些情况下安慰剂效应的程度与对照治疗的有效性使我们对用标准治疗对照的合理性产生了疑问。

在发展中国家开展由国际资助的研究中使用安慰剂，引发了对于公平的关注，以及对患者个体健康与社会获益关系的关注。其中一些研究在大多数发达国家被认为是不伦理的，但基于发展中国家当地不同的治疗标准，则被认为是合理的。这也引发了我们对于伦理要求是否应该执行全球统一标准的思考。

> 使用安慰剂的两难境地：对患者的潜在危害与研究的科学合理性。

对于临床研究中使用安慰剂的看法各不相同，两种极端意见认为：

1.坚持使用安慰剂对照试验的一派认为，只要安慰剂不造成患者死亡或不可逆的严重的损害，并且患者同意参加研究，耐受研究的风险和不适，安慰剂即可作为首选的对照剂。

2.坚决反对使用安慰剂的一派主张，任何时候有标准治疗可选用时，使用安慰剂都是不伦理的，并且在此种情况下，所研究的治疗方法应该与标准治疗进行对比。

各方均认为在以下情况下使用安慰剂是不可接受的：存在有效治疗措施的情况下，对于致命性疾病、或在可能造成不可逆伤害时使用安慰剂。但是对于使用安慰剂剥夺了患者可以选择风险和不适程度较小的标准治疗的权利，这是否符合伦理仍是令人难以回答的问题。一些生命伦理学者认为如果使用安慰剂是证实一项研究的科学有效性所必需的，尽管这一理由并不完全充分，但仍是支持安慰剂使用的一个伦理依据。尊重患者的自主决定权是另一个支持使用安慰剂的理由。这个理由在很大程度上依赖于已在知情同意过程中对患者充分说明了安慰剂的风险。但有人认为这只是将伦理的负担转嫁给了患者。作为安慰剂使用伦理合理性的理由，即使向受试者说明了安慰剂使用的风险，实际也只能取决于患者对于参加研究可能导致后果的理解程度。

联邦法规和国际指南依靠独立的伦理审查来帮助确保参与研究的志愿者没有被暴露于不必要的风险之中，这其中也包括安慰剂使用的风险。他们还建议对研究涉及的弱势人群要给予额外的保护。因此，有些研究对有自主能力的成年患者是合乎伦理的，但同样的研究对儿童或者心智上无行为能力人群则变成不伦理的，从而不可接受。严格来说，因为安慰剂是无活性的，它不会产生任何生理作用。但是，由于患者对于接触到治疗环境（医生或药物）产生了得到治疗的预期，这种预期感受被证实在多种疾病中能产生改善客观体征的效果。如果没有使用安慰剂组进行对照，这一效果可能会被错误地归功于试验治疗。安慰剂组也被用来评估研究中治疗措施的副作用情况。安慰剂效应的大小只能通过对比试验组和安慰剂对照组来进行测量。

另一方面，一个阳性对照的效力很大程度上取决于其对某个特定疾病治疗的功效。在评价某一试验性治疗时，除非标准治疗的功效被一再明确证实，否则不设立安慰剂对照组可能是不利的。对于阳性对照的选择最终都需要有前期安慰剂对照的研究来支持其科学有效性，但安慰剂对同一种疾病的效应会因研究人群、医疗环境和评估方法的不同而产生地域性和历史性的差异，因此这种比较的局限性将持续存在。同时，所谓标准治疗的定义也许并非一以贯之。如果采用不同的地方性治疗措施作为对照，所得出的研究结果也很难解读和比较。

在临床研究中使用安慰剂的目的有以下几点：

1. 用于评估患者因接受试验疗法而预期疾病能够得到改善的主观反应，并与试验疗法的实际治疗效果相对照。

2. 用于区别患者因所接受的试验疗法而获得的病情改善与因其他因素（如病情自愈、饮食、当地保健和补充剂等）所带来的病情改善。

3. 用以确定基线（无治疗）情况下的病情改善。

4. 用以区别不良事件（adverse events, AE）是因试验治疗所引发，还是偶然发生或合并治疗所导致，或是该疾病并发症所引起。

5. 设置安慰剂组使研究者难以区别试验组和对照组的志愿受试者，在评价治疗效果和不良事件时可以做到盲态。

6. 有助于探讨一种可能性，即尽管新的药物平均有效性可能低于标准治疗，安慰剂的使用有助于证明新药物至少比不采用任何治疗要好，并且可能部分患者认为新药物比标准治疗更好。

安慰剂使用的伦理性和科学性相关问题复杂而多样，这就要求我们判断使用安慰剂从伦理上讲是否可以接受，需要具体情况具体分析。对于研究者和伦理委员会而言，评估使用安慰剂的风险和受益，并与标准治疗相比较是必要的步骤。尽管伦理原则有普适性，但潜在的风险和益处会因具体时间、人群不同而不同，研究设计（包括安慰剂对照试验）的伦理可接受性也会视各试验的特定情况而有所不同。

需要考虑的要点

为了促进安慰剂使用的伦理审查，并使之更为系统，相应的路径和指南已经出版公布。总体来说包括以下几方面：

使用安慰剂的科学依据

参考一些预期自限性疾病，如呼吸道病毒感染或细菌性结膜炎等；有"安慰剂效应"的疾病，如抑郁症和焦虑症等，对评价从科学角度看是否需要使用安慰剂都很有价值。对于阳性对照组的使用现状、标准治疗的有效性和稳定性，以及是否存在有效性的"金标准"等最新信息也应加以考虑。此外，共同构成标准治疗的其他干预措施的治疗作用也应当予以考虑。

与标准治疗的风险和受益相对照以评估安慰剂使用的潜在风险

如果有已被证实的治疗方法，那么使用安慰剂带来不可逆伤害或严重不适是不可接受的。应当评估，相对于潜在受益而言，风险是否更小。阳性治疗的受益和风险都应予以说明。

研究方案中的风险管理

根据联邦法规和伦理标准，研究方案的设计应确保安慰剂使用和其他研究程序的固有风险最小化。例如：对于高风险受试者，如有糖尿病酮症酸中毒史的糖尿病患者，不应被纳入安慰剂对照的口服降糖药试验。安慰剂的使用应该严格控制在显现疗效所需要的最短时间内，同时应设置充分的风险监控和终止规则，早期发现并处理病情的恶化。若有危急症的风险，如哮喘或可能的剧烈疼痛，则应提供急救医疗措施。

安慰剂的潜在风险是否在知情同意书中予以充分说明

一旦风险／受益评估决定了某一研究不会将患者暴露于过多的不必要的风险之中，研究者应确保在知情同意书中恰当描述安慰剂的使用及其意味的风险和负担。研究过程中若出现的任何标准治疗的变化，并可能影响患者决定继续参与试验的意愿时，研究者应立即与患者沟通并传达。知情同意书应避免使用过度承诺性语言，应充分告知受试者参加安慰剂对照试验所涉及的风险。

案例

案例一

新发抑郁症患者被招募参加一个为期八周的抗抑郁试验药物双盲安慰剂

对照研究。排除了有治疗抵抗、自杀倾向和严重抑郁的患者。研究计划在第
1 周、第 2 周、第 4 周、第 6 周和第 8 周进行复诊评价，然后在第 10 周和
第 12 周进行随访。IRB 要求试验中对病情复发和恶化者有明确的中止标准，
并有紧急治疗措施。该研究方案修改后被伦理委员会批准。

案例二

一项为期 12 周的双盲安慰剂对照、吸入性类固醇平喘药物临床试验在
患有轻中度持续性哮喘的青少年中开展。此研究需要获得患者父母的许可和
患者的赞同，患者参与此研究的信息需告知其私人医生。在洗脱期后，研究
将对患者肺功能参数进行评估，高危患者将被排除。研究会为患者每人提供
一个峰流速仪监测每日的呼气流量。配备急救药物（β_2 肾上腺素支气管扩
张药物），有明确的临床病情恶化时的中止标准。IRB 批准了该方案。

案例三

因接受化疗而可能造成黏膜炎的患者被招募参与一个双盲、安慰剂对照
试验。如果患者发生了 ≥ 3 级的黏膜炎，除接受黏膜炎的标准治疗外，患者
随机接受研究药物或者安慰剂。IRB 批准了该研究。

综上所述，如果①出于科学的理由需要使用安慰剂，②安慰剂的使用不
会将患者暴露于过度的或不必要的风险之中，并且③患者被充分告知了安慰
剂使用的风险和负担，并自愿同意参加；则临床研究中使用安慰剂在伦理上
是可接受的。如果弱势人群受到额外恰当的保护，并且视情况而定获得了相
应的许可和赞同意见的签字，则使用安慰剂在伦理上也可能被接受。

数据监察委员会

简介

当研究者考虑到临床试验中对受试者的保护责任时，他们通常会想
到伦理委员会（IRB）。事实上，临床试验中对于受试者的保护责任是由
IRB、主要研究者、申办方和监督委员会共同承担。数据监察委员会（Data
Monitoring Committee, DMC）就是这种监督委员会之一。本章将为读者提供
联邦指南中关于 DMC 的概述，何时构建、如何构建 DMC，以及在临床试

验中 DMC、研究者、IRB、申办方和监管机构各自被赋予的监督责任。

数据监察委员会的定义

DMC 是由一组对临床对照试验所研究的目标疾病和治疗颇为专业的临床专家组成。DMC 通常也包括一个具有临床试验及临床试验数据分析背景和知识的生物统计学家，同时也包括一个伦理学家。DMC 作为一个团队行使独立审查 / 咨询委员会的职能，其主要的任务是监察和报告已入组的受试者和尚未入组患者的持续安全性。DMC 通过召开定期会议、审查在研项目不断积累的数据以完成上述任务。通过这一过程，DMC 同时评价该研究的持续有效性和科学价值。

DMC 的背景和历史

国家卫生研究院资助的研究

DMC 的出现始于 20 世纪 60 年代早期，主要应用在大型多中心临床试验中。这些试验的研究终点是评估生存率的提高或重大疾病的风险。美国国家卫生研究院（NIH）建立了这些委员会，对相应的研究进行过程监察以确保试验受试者的安全。从 2001 年开始，DMC 大多被称为数据安全监察委员会（Data Safety Monitoring Committee, DSMB）。DMC 名称的改变配合了国际协调会议的建议用词。本章将简要介绍相关重要法规的历史与演变，这些法规构成了当今与未来 DMC 的应用基础。

- 1979 年，NIH 临床试验委员会发布建议说"每一个临床试验都应有数据和安全监察的规定"。NIH 认可在某些情况下可由主要研究者承担监督职责。
- 1998 年 6 月，NIH 发布了数据和安全监察政策。此政策基于院外研究办公室临床试验监察委员会的建议而形成，该建议是："所有试验，甚至是那些造成伤害的可能性很小的试验，都应考虑设置一个外部监察机构。"该建议表明所有临床试验都要求监察，而监察方法和力度取决于所涉风险的大小。
- 1999 年发布了附加指导办法。该办法规定所有具有数据监察委员会的多中心试验必须向 IRB 提交不良事件的概要报告。该办法特别强调了 DMC 和 IRB 之间沟通的必要性。

- 关于数据和安全监察的最新指南发布于 2006 年 3 月。该指南的目的是帮助临床试验申办方决定何时启用 DMC，以有助于研究进行监察，并指导 DMC 如何运作。

FDA 监管的研究

在 2006 年 3 月，FDA 发布了"关于临床试验申办者建立和运作临床数据监察委员会指南"。该指导性文件意在帮助申办者决定什么时候需要有 DMC，并解释 FDA 认为这个委员会应如何运行。在此指导意见发布前，除了允许豁免知情同意的研究（例如在紧急情况下进行的临床研究），FDA 的指南中并未要求试验研究使用 DMC。此外，值得注意的是，指南允许将 DMC 责任赋予某一人或一个团队［如合同研究组织（contract research organization, CRO）］，这由申办者委派相关管理责任。这是第一次在 FDA 文件中如此详细探讨 DMC，并向公众阐述了 FDA 目前对 DMC 的看法。

何时需要 DMC

所有的临床试验需要安全监察，但不是所有试验都需要 DMC。FDA 指南草案中特别指出，以死亡率和主要发病率作为主要或次要终点的对照试验需建立 DMC。关于建立 DMC 需要考虑的其他重要因素概述如下。患者的安全是第一要务。以下诸点分门别类，便于研究者和申办方仔细思考建立 DMC 的必要性：

患者安全

- 死亡率或主要发病率是研究终点吗？
- 研究中若出现阳性或阴性的结果，是否需因伦理方面的原因而终止研究？
- 对于干预（药物 / 器械）的安全性信息很缺乏吗？对安全性方面（潜在的毒性）有考虑吗？
- 研究的目标人群是否是弱势群体，如老人、儿童、孕妇，而该研究对他们是否有额外风险？
- 研究是否为长期、大型、多中心试验因而导致患者可能因此发生不良事件的风险增大，而同类风险在短期的单中心研究中更易识别？

FDA 指南建议，如果对以上任何一个或全部问题的回答为"是"的话，则使用 DMC 就是必要的。

> 以死亡率和发病率作为终点指标的临床试验应当建立 DMC。

可操作性
- 该研究是否是一个短期试验以至于 DMC 没有足够的时间进行监察？
- 如果该研究是一个短期试验，但患者安全性令人担忧时，该研究有没有相应的机制将非预期事件 / 结果迅速向 DMC 报告？

该指南承认，许多临床研究是对缓解症状的干预措施进行评估。对比主要结局指标研究，这类临床研究通常历时较短、规模较小。这类临床研究通常不会建立 DMC 对其进行监察。

科学合理性
- 在一个长期的研究中，当对疾病过程的认识有了改变，目标人群出现变化，或者出现了新的疗法，此时是否能够确保研究随之而改变？

该指南承认，DMC 在试验进程中若采用中立的保护患者的方式尽职尽责地监察试验的变化，它将是有用的。但是，如果该过程没有认真管理，如申办方接触到了揭盲中期数据，就可能造成重大后果。这一问题在指南中亦有说明。

DMC 的组成和管理

委员会的组成
从 DMC 有权根据所获试验本身的数据和外部信息对试验提出建议的角度而言，DMC 被赋予了相当大的责任。通常由试验申办方或试验指导委员会任命 DMC 成员。FDA 指南建议在选择 DMC 成员的时候考虑以下因素：
- 相关专家（特别是临床专业人员、生物统计学家、药理学家、毒理学家、生命伦理学家）。
- 既往 DMC 经验。

- 临床试验的经验。
- 在所有的情况下，DMC 成员应无利益冲突或在金钱、科学或知识产权方面不应被质疑有任何利益冲突。

管理

每一个 DMC 都应事先建立工作程序。需要考虑的主要因素包括：

- 会议的日程安排 / 频率（基于预期的患者获益 / 风险率）。
- 会议结构——开放式会议（允许研究者和申办方出席）与闭门会议（讨论涉盲及保密信息）。
- 申办者向 DMC 递交的中期报告的格式。
- 中期分析所采用的统计方法。

DMC 的责任

DMC 的主要责任就是定期审查在研临床试验项目的累积数据。在深入分析累积数据后，DMC 可就试验中已入组和即将入组的患者的持续安全性向申办方和 / 或 IRB 提出建议，同时对试验项目的持续合理性和科学上的安全性提出建议。

> DMC 的责任是当受试者的安全受到威胁时建议终止试验。

DMC 通过以下诸项完成自己的职责：

- 安全监察
  - 阶段性审查每一研究组别出现的不良事件；
  - 根据不良事件的类型和程度（如果试验的风险大于其受益）判断是否提前终止试验。
- 监察有效性
  - 研究很重要的一点就是将有严重后果疾病的研究治疗发现尽快推广，但这一定要基于原定的统计、监察计划；
  - 同样很重要的一点就是，当预期受益无法实现时应及时终止研究。
- 对研究实施情况的监察
  - 必要时审查并确保足够的招募率；

　　– 评估是否满足合格标准；

　　– 审查违背方案行为是否过度发生；

　　– 确认已有数据的完整性和及时性；

　　– 评估是否有过高的中途退出率（可影响对研究结果的解读）。

- 监察外部数据

　　– 对其他相关研究的结果进行查阅，这些可能影响本研究的设计或本研究是否继续。

- 提出建议

　　–DMC 的主要责任是向申办者和 / 或 IRB 就是否继续研究提出建议，这些建议包括修改后继续研究、暂停入组或暂停干预；

　　– 基于合理依据，清晰准确撰写 DMC 建议，以备申办者、IRB 或管理机构审阅。

- 保存记录

　　– 保存所有会议的记录并根据会议记录向申办者提供一份报告；

　　– 根据所讨论内容的机密性（揭盲的对照数据），会议记录应该包括两部分，即会议公开的部分和保密部分，两者应分开存放。

安全性报告的法规要求

　　基于新药临床试验申请（IND）或器械临床试验豁免（IDE）的临床试验应遵循安全性报告的要求。这些要求包括，申办者需向 FDA 报告严重非预期事件。例如：DMC 可能在临床试验某一个试验分组中监察到不良事件发生率较高。这将被视作严重的、非预期的发现，并作为研究修改建议的一部分向申办者报告，而申办者则需将此建议向 FDA 和所有其他研究者报告。

研究者的责任

　　在所有涉及 DMC 的研究中，研究人员仍应负责发现患者经历的潜在不良事件并报告申办者。

　　当研究者同样也是该临床研究的申办者时，除研究者的责任外，研究者还需承担申办者的所有职责。在涉及 DMC 时，申办研究者的责任请参见"申办者的责任"相关内容。

IRB 的责任

在初始审查批准研究后，IRB 有责任审查所有可获得的信息，包括来自研究中心的信息和外部的信息，以保证该研究的持续可接受。IRB 可基于 DMC 向申办者提出的建议而采取相应行动。

申办者的责任

研究申办方有责任认真仔细考虑 DMC 的建议，并采取相应的行动，对在研项目进行修改或终止该研究。除决定什么时候需要 DMC 和指定人员组成 DMC 外，申办者还需遵循以下步骤：

- 任命委员会主席。
- 建立相应程序，对 DMC 候选人员进行可能的利益冲突评估。
- 确保中期分析的机密性。
- 建立或批准 DMC 标准操作规程，如：会议日程、报告形式、统计方法。
- 向 FDA 提交所有 DMC 会议记录和中期报告。
- 将 DMC 就受试者安全性提出的建议或要求通告 FDA 或相关 IRB。
- 在获取中期数据，终止研究或修改研究方案（可能会影响该研究的效度）之前咨询 FDA。

其他监察小组

研究中会有其他的个人或团体承担或分担临床试验研究的监察或监督责任。

临床试验指导委员会

申办者可能会任命一个指导委员会进行研究设计，确保该研究的实施质量，并完成最终研究报告。该委员会通常由研究者、申办者代表和非直接参与此研究的专家共同组成。如果确立了指导委员会，则申办者可让 DMC 与指导委员会直接沟通。

实地监查

对于各研究中心的实地监查通常由申办者实施，要么由申办者的临床研究助理（clinical research associate, CRA）实施，要么由申办者聘请的 CRO 来实施。NIH 的机构中心同样可进行实地监查。实地监查各研究中心，看其是否遵守临床试验质量管理规范（GCP），该规范包括了依从方案、遵守知情同意、报告所有不良事件、利用合适的源文件（病历）并确保数据的准确性（病例报告表的记录）。

第13章

临床试验受试者的招募与挽留

> **通过学习本章，读者将能够：**
> - 明确临床试验中的特殊人群。
> - 描述多种招募方法并能够分析各种招募方法潜在的利弊。
> - 明确伦理委员会在审查广告材料中的作用。
> - 了解设定临床试验招募和挽留受试者实际目标的必要性。

引言

2010 年，制药和生物科技公司花费了 600 多亿美元用于新药研发，其中大部分资金用于临床试验研究[1]。新药研发的平均费用已经增长到了 12.4 亿美元，从临床前试验阶段到通过 FDA 审批平均需要 7 年的时间[1]。世界各地每年 80 000 多研究机构分别根据 5 000 ~ 6 000 个独有的方案开展研究，100 多万志愿者参与其中，Ⅲ期临床试验需要的志愿者数量最多。

考虑到如此巨额的研发费用，企业为了能在药物专利保护期内更早上市销售，都希望尽可能地加快试验进程。及时招募合适的受试者入组对于整个研究项目的进展度至关重要。如今，寻找、纳入、挽留试验受试者已经成为临床研究专业人员面临的最困难、花费最多的一个问题。

大部分临床试验（近86%）在合同规定的招募期内，并不能招募到所要求的患者数。20 世纪 90 年代末，临床试验招募失败率上升至 80% 以上[1]。很显然，招募工作的延迟会直接导致申办者开发成本的增加。更重要的是，会推迟引进非常有前景的新疗法来医治无药可医的患者。招募工作失败是由于多种原因导致的，包括：研究方案设计不佳，同类治疗临床试验有冲突，新的竞争产品已上市，研究者和工作人员工作负担沉重，以及公众对临床试验的负面印象和人们对其缺乏信任。

在进行临床试验之前，研究者就应该考虑实际情况下招募受试者的可行性问题。

潜在受试者的教育

成功招募受试者的一个关键环节就是受试者教育。受试者教育使得他们了解临床试验，明白其在临床试验中的作用以及是否会从中受益。受试者教育需要花费时间，有可利用的资源，并且要有足够的耐心。

在过去几年中，有一些临床试验的负面事件报道，包括受试者死亡和受到伤害，这些都削弱了公众对临床试验的信心，使招募受试者更加困难。最终仍需要研究者负责解决受试者的安全顾虑，最好的做法就是确保研究设计能尽一切可能保护受试者的安全和福利。

患者为什么参加临床试验

患者会因为各种原因而参加临床试验，其中包括：希望帮助推进与其疾病相关的科学发展，目前缺乏可行的治疗方法，想要获得更好的医疗保健服务，没有医疗保险，听从主治医师的建议，经济上的原因等。患者自愿参加临床试验是一个非常复杂的过程，不仅涉及患者对该试验药物的了解，还包括患者的病情、与主管医师之间的关系及其文化背景等。充分了解患者参加临床试验的原因，对于招募和筛选能完成整个临床试验的受试者是很有帮助的。

在患者自愿参加临床试验的众多原因中，必须考虑到"误为治疗"这一被广泛讨论的现象。简言之，尽管知情同意书中强调不会从临床试验中直接受益，研究者也向受试者明确说明不一定会受益，但很多患者仍然认为临床试验是一种"治疗"。当患者患有癌症或艾滋病等严重的疾病时，这种误解就更加明显。研究者必须避免过度陈述临床试验的优点，而必须使患者在自愿参加前，对于临床试验风险和受益有一个真实的评估。

患者不参加临床试验的原因中，最大的顾虑是担心给予的是安慰剂而非真正的治疗药物，另外还担心研发药物的副作用所带来的风险。随着研究者对临床试验相关知识的不断普及，同意入组的志愿者对临床试验的风险和受益会有更清楚的认识。

特殊人群的招募

在临床试验中招募有代表性的人群是非常重要的，这意味着临床试验中需要包括男性、女性、少数民族和各年龄组人群，并使其与临床试验疾病的人群分布比例保持一致。在很多临床试验中，招募有代表性的受试者不仅是重要的，也是强制性的。例如：美国国家卫生研究院（NIH）在审查基金申请时，明确要求纳入一定数量的女性和少数民族人群。同样，FDA 要求，研究者递交相关数据以支持新药申请（new drug application, NDA）时，这些数据应包括恰当数量的女性和少数民族受试者人群，而且要分析相关的数据，以明确新药对这些人群的不同作用。

以下是招募特殊人群的具体要求：

少数民族

在美国很多临床试验缺少少数民族受试者，主要的原因包括：经济因素、对临床试验缺乏了解和信任。精心安排的研究计划可以解决这些问题，例如：在参与研究前，向少数民族受试者提供教育材料解决其关注的问题；提供方便的交通；根据需要安排食物和儿童照料服务；使用家访或利用研究中心便利的地理位置进行回访；研究者和研究人员为少数民族；研究材料使用多种语言；同种族的研究者或其他研究工作人员与受试者建立信任关系。

> 精心安排的研究计划、花时间和精力预先了解目标人群的需求和顾虑，这些方法都可以解决招募少数民族受试者时遇到的问题。

女性

如今，很多临床试验中，女性受试者所占比例高达 50% 或更多，但过去并不总是这样。在 20 世纪 90 年代初，FDA 指南中还有规定：有生育可能的妇女不能参加 I 期和 II 期临床试验。出于对妊娠的可能性及试验药物对发育中胚胎的潜在毒性作用的考虑，这项在 20 世纪 70 年代早期生效的政策，意料之外地既限制了妇女参加早期临床试验，也限制了妇女参加后期临床试验。1993 年，FDA 颁布了《药物临床评价中性别差异的研究和评价指导原则》，从而废除了这一规定。NIH 也颁布了关于 NIH 资助的临床试验中纳入女性受试者的指南（NIH 关于招募女性和少数民族人群作为临床试验受试者指南的推广手册）。

NIH 和 FDA 指南及规定的总体理论基础适用于大多数临床试验研究，也就是说，确保相关临床试验中的患者群或接受治疗的患者具有代表性；根据男女不同的体重大小、体质及激素的影响，评估不同性别可能的不同治疗效果。正是基于以上这些原因，在招募计划中确保不同性别均有适当的代表性人群参加试验十分重要。

儿童

1998 年，FDA 颁布了一个新的规定，鼓励并在某些情况下强制要求临床试验对儿童进行新药测试。在这个规定的导言中 FDA 提出，很多药物没有儿童临床试验数据，但是这些药物在儿童中的使用非常普遍。FDA 认为，缺乏相关儿童特定临床试验数据会增加儿童用药的风险。

招募儿童参加临床试验具有很大的挑战性，一方面，在法律上儿童没有能力表示同意参加临床试验治疗或干预。另一方面，在儿童试验中，权衡招募受试者的需求和保护儿童受试者的人权至关重要。关于临床试验招募儿童受试者的更多信息请参见联邦法 45CFR46 部分。

老年人

临床试验中老年受试者与其他特殊人群一样，具有该人群特有的问题。然而，除非有明确的科学或医学上的理由，否则研究纳入成人受试者不应该有年龄限制。如果没有特定针对老年人的招募方法，临床试验中实际招募的老年受试者会比预期少得多。其中的原因包括：对参加临床试验受益的误解、严格的纳入标准、合并的其他疾病，以及后勤保障等问题。

为了解决这些问题，鼓励老年人参加招募应该采取一些特别的措施，例如：在老人易到的地方（如老年中心）进行研究回访，提供便利的交通服务，在老年人经常阅读的报纸、期刊或其他媒体上刊登广告，通过临床医师进行招募，在老年人经常聚会的地方举行宣传活动。

受试者招募

一旦确定了合适的研究人群，研究者就可以利用多种方法进行招募，不管应用何种方法（印刷品、广播、电视、互联网等），伦理委员会都必须对招募的方法和文件内容进行审查，确保所有信息没有误导或者强迫受试者，没有以肯定性口吻陈述有利的试验结局，没有暗示在知情同意书和方案所描述内容之外的获益。

招募方法包括利用公共关系和直接广告。直接广告或其他招募方法成功的关键是确保传递给感兴趣的目标人群正确真实的信息，以便其一开始就能与研究中心取得联系。常用的方式有以下几种：电视、广播、报纸、杂志、海报、传单、小册子、互联网、社交媒体、群发邮件、宣传小组简讯、支持小组会议、正式推荐或非正式口头宣传、健康研讨会、筛查、健康产品交易会、病历记录回顾等。下面将详细描述最常用的几种招募方法。

广告

一般说来，招募广告直接面向潜在的研究受试者，以招募其参加试验。它包括：广播或电视广告、报纸广告、公告栏的海报、传单或其他能直接被潜在受试者看到的形式。FDA 认为面向受试者的广告是知情同意的开始，因此，所有的广告在登出或播出前必须得到伦理委员会的审核和批准。

如果研究者有目的地明确声称或暗示试验药物是安全有效的，或者告诉受试者试验制剂与其他治疗方法等效或优于其他治疗，这些宣传会误导受试者，也违反了 FDA 的规定［联邦法 21CFR312.7（a）和 821.7（d）］。通常，FDA 认为招募广告的内容应该仅限于预期受试者用于确定其是否适合和感兴趣参加临床试验所需要了解的信息。

禁止在没有解释试验药物还处于研究的前提下，于临床试验的招募广告材料中使用"新治疗"、"新药物治疗"或"新药物"等术语。这些术语会导致受试者误认为他们将得到被验证有效的新药物治疗而非药物试验。另外，当其用意是受试者参加临床试验不收费时，招募广告不能承诺为"免费治疗"，因为免费治疗的承诺对于经济困难的受试者可能是一种胁迫。因此，招募广告可以说明会给予受试者一定的补偿，但是不能强调报酬以及报酬的大小。

当开始一项招募活动时，最好的方法是同时应用多种招募方法，并检测每种方法的成功率。招募活动中期，如果某些方法失败了，研究者应该随时准备进行一定的修改。

招募广告的要点：
1. 避免缩略语，目标人群看不懂缩略语。
2. 广告刊登于目标人群能看到的地方。
3. 在恰当的场所频繁播放广告。
4. 检测广告方法的有效性。
5. 必要时修改广告策略。

从临床和数据库招募

在部分研究中，招募的大部分受试者都是来自于研究者自己的临床工作或医院病历及数据库系统，这种招募方法的优点是工作人员可以查阅病历以提前筛选符合条件的研究对象。然而，需要重点考虑的一个方面是，美国《健康保险转移及责任法案》（Health Insurance Portability and Accountability Act, HIPAA）的隐私保护规定，当利用临床诊疗过程或医院病历数据库时，必须遵循严格的个人隐私保护原则，保护患者的医疗记录信息不外泄（第15 章介绍了更多 HIPAA 对招募的影响）。

客服呼叫中心

在制药企业中，客服呼叫中心有助于提高研究对象的识别，管理研究受试者，协助研究者工作和进行研究随访。客服呼叫中心通过介绍预先筛选的患者给研究中心，以最大程度减轻研究者的负担。他们提供的服务包括：对内筛选患者入组，对外打电话给招募的患者，安排受试者的随访时间以及进行临床试验中的招募广告和医疗援助及信息反馈。

受试者招募新策略

互联网搜索

如今，受试者会经常使用谷歌、必应或其他搜索引擎在互联网上搜索其疾病的相关信息或检索适合他们参加的临床试验。

在互联网上发布广告，要求每项试验均具有专业精心设计的网页，有正确的关键词和信息不仅可以吸引潜在的受试者并能帮助他们进行高级别的检索。正如其他广告方法一样，互联网上的广告在使用前也必须得到伦理委员会的审批。

社交网络

聊天室、微博和个人空间等社交网络飞速发展，比如：脸书、推特、聚友，被人们广泛使用，这为临床试验招募受试者创造了新的机遇，正确使用社交网络能有效地引荐预审合格的受试者。

广告可以在社交网络和谷歌上登载。因为人们已经选择使用这些网站，所以，相比于随意弹出的广告，他们更容易接受这些网站所收到的信息并对此作出回应，而且不必花费多少费用即可以成指数级地共享这些信息。

根据用户的特点，包括地理位置等信息，社交网站能将广告发送到目标人群的网页上，因为这些网络是全球范围的，因此，还可以使用地理定位功能确定适合招募对象所在的区域范围。

社交网络上的广告与其他广告一样需要通过伦理委员会的审批，只是它是在互联网上发布。使用社交网络能很容易地将广告发布到更广的人群中，有助于完成为临床试验要求招募足够受试者这一艰巨的任务。

其他招募方法

很多潜在的受试者可能是从朋友口中听说临床试验的，进行大量临床试验的地方经常会有正在或以前参加试验的志愿者作为"免费的广告"，以传播临床试验相关的信息。受试者也会通过与试验人员交谈、与疾病相关团体组织和制药公司等机构联系、互联网搜索等方法找到临床试验。

很多网站为潜在受试者列出了正在进行的和即将开始的试验。例如：Center Watch（www.centerwatch.com）有一个在线数据库列出了很多临床试验。

其他的类似网站，特别是通过了 NIH 审批的网站（www.cancer.gov/clinicaltrials）为潜在受试者列出了有效的临床试验信息。1997 年立法的美国《食品药品监督管理现代化法案》（Food and Drug Administration Modernization Act, FDAMA）规定，关于严重或威胁生命的疾病的临床试验信息应为潜在志愿者所能查询了解。

告知潜在受试者的信息

潜在受试者通常不是非常了解临床试验的内容和程序，他们会认为在临床试验中所接受的治疗和医院里的常规治疗是一样的，事实上并不是。临床试验是用于回答科学问题，而不是提供医药治疗。所有考虑参加临床试验的受试者都需要明白临床试验与医院治疗之间的区别，研究者有责任帮助潜在受试者理解其中的不同。

招募和挽留受试者的激励措施

给参加试验的志愿者补偿

通常临床试验会给受试者一定的补偿，尤其是在药物研发早期。然而FDA认为给予受试者补偿是一种招募激励手段，而非研究的受益。在研究开始之前或给予补偿前，如何给予补偿必须通过伦理委员会审批，伦理委员会将审核补偿的金额和时间以确定其不是强制的，也不会给受试者作出与临床试验相关的决定带来不当影响。

一般而言，受试者会在整个临床试验中定期得到补偿，多数情况下在每次完成随访后给予，但不是每次随访都得给予补偿。如果只有完成整个试验，志愿者才能得到适当的补偿，这种做法仅在极少情况下是恰当的。因为，即使副作用或其他原因导致受试者可能想退出试验，但这种补偿政策的存在，会促使受试者继续参加试验。

补偿的金额根据志愿者参加临床试验的参与程度和复杂性不同而不同，补偿通常包括受试者参与试验所承担的开支，如交通费、停车费、午餐费和儿童托管费。补偿金额不必太多，以免成为强制性的因素，也就是说，受试者不能只为了补偿而进入临床试验。在批准给予补偿前，伦理委员会也需要考虑进行临床试验的地点和受试者人群分布的区域。

> 给予受试者的补偿不是一种受益，而是一种招募激励手段。

挽留受试者的激励措施

招募志愿者参加临床试验是开展临床试验最难解决的一个部分，而使参与者能完成整个试验更是一个难题。参与者会因为各种原因过早退出试验，例如：参与者认为治疗没有效果，有工作或家庭事务安排的干扰，交通负担重，家人或主治医师建议终止试验，不好的试验经历等。退出临床试验的参与者人数过多的话会对临床试验结果造成负面影响。研究者和工作人员应该齐心协力挽留受试者完成整个试验，同时还不能破坏他们的权利、安全和福利。要能成功保留参与者，既要求进行了有选择性的筛选，也要有受试者、研究者与研究协调员之间的良好关系。在两次面对面的随访中间，通过电话与参与者联系回访；给参与者发送简讯告知研究进展或更新疾病相关的最新信息；这些都成功用于挽留研究参与者。

申办者的招募策略

为了能有效地完成招募工作，申办者可能会提供经济激励措施和其他激励措施给研究中心以完成或加快完成受试者入组这一目标。然而，某些经济激励措施可能会破坏研究的诚信或可能会影响研究者 / 研究团队的客观判断。在某些情况下，补偿可能违反了职业道德规范、联邦法规和 / 或相关制度政策。常见禁止的激励措施有：

- 引荐费——向研究者推荐潜在受试者可获得的介绍费。
- 额外津贴——付给入组较好的研究者、协调员、登记员额外费用，这部分费用与增加的试验费用无关。

其他类型的费用，例如研究中心产生的额外费用和预算外增加的入组费用，这些费用是可以接受的。例如：因回访次数增多或每次回访额外的操作（如增加了心电图检查、病程日志、抽血和疗效评价等）所产生的费用都是被允许的。在上述情况下产生的额外费用都必须详细纳入到研究申办者的合同中。

在招募受试者过程中定下恰当的基调

设计招募策略的过程中，研究者和申办者在热衷于临床试验研究的同时，也要保持良好的氛围以最大限度减少对受试者的胁迫或不正当的影响（联邦法 21CFR50.20 和 45CFR46.116）。1998 年 9 月，FDA 中《关于伦理委员会和临床研究者的指南》中，提出了更多针对招募策略的指导意见。

研究者过于热情地向志愿者传递临床试验中可能的受益信息，无论是有意的还是无意识的，都可能不正当地影响了志愿者的入组决定。知情谈话的基调和知情同意书的语言都要有利于潜在志愿者得到正确的信息并作出客观的决定。

所有的招募过程必须避免会不正当影响参与者作出决定的广告策略和激励措施。伦理委员会必须审批研究者用于招募患者的方法和材料，以确保他们没有强迫或不当影响患者的决定，从而保护患者自由参加临床试验的权利、自主权和知情同意。

总结

总之，成功的招募策略要求有早期精密计划，制定多种招募策略，总结每种策略成功或失败的经验，评估招募进展，按需要修改计划并善待参与者。对于成功的患者招募活动，研究中心应该：能从大的人群中筛选受试者，有能应对招募广告产生的大量电话咨询的有凝聚力的员工，有连续的员工会议使每个人都了解研究的目的，以及能快速响应扭转不成功的招募策略。解决招募中的问题非常重要，要考虑对付出的时间和精力予以恰当补偿。招募策略的目标是招募感兴趣的、符合条件的、知情的受试者，并尊重他们的隐私和自主权。

参考文献

1. "Drug Development: Economic and Operating Realities," R&D Leadership Summit, Getz, Ken. Feb. 3, 2011.

第 14 章

关于二级受试者、人体组织标本和已有记录的回顾研究

> **通过学习本章，读者将能够：**
> - 理解"二级受试者"的概念以及这一概念的法律基础。
> - 探讨人体组织研究中受试者保护的问题。
> - 解决已有数据研究中受试者保护的问题。

引言

虽然本书大部分内容主要针对直接干预志愿受试者的研究，但也有几类研究中，研究者对个人信息的采集并非来自直接干预。本章中讨论的例子是对受试者的家庭成员（"二级"或"第三方"受试者）信息的采集，受试者与研究者有直接接触。本章举例也涉及人体组织标本的研究及有关"数据集"的研究，如医疗记录等。

参加这类研究的主要风险是泄密和隐私侵犯。保密和隐私权得到《贝尔蒙报告》三大原则中"尊重"和"善行"两个原则的支持。尊重个人即要求志愿者能够行使其自主权，包括维护隐私的权利和对识别其个人身份信息保密的权利。善行即要求志愿者的风险最小化、受益最大化，且风险不大于其个人或他人的受益。保密和维护隐私权可使志愿者免于遭受各种潜在的伤害，此类伤害包括心理上的困扰、丧失保险（资格）、失业和社会地位受损。

> 二级受试者的机密和隐私必须得到保护。

二级受试者

"二级"或"第三方"受试者的概念为大家所了解主要源于遗传学的研究，这类研究依靠家族史和关键信息及效度所建立的家系图谱。是否获得二级受试者知情同意的问题，对遗传学及其他类型的研究都有潜在影响。研究受试者的定义见 DHHS 的法规 ［45 CFR 46.102（f）］和《通则》：

- **人类受试者**指的是一个具有生命的个体，研究者（专业人员或者学生）对其进行研究时：①通过干预或与其交流获取数据；或②获取可识别个人身份的信息。
- **干预**包括对受试者躯体进行干预并采集数据的过程（如静脉穿刺），以及出于研究的目的，对个体或个体所处环境进行操控。交流包括研究者与受试者之间的联系或人际交往。
- **私人信息**包括，个体能够合理预期的在无人观察和记录的情景下其所发生的行为信息，以及个体出于特定目的所提供的信息，并且个体能够合理预期该信息不会被公开（如医疗病历）。私人信息必须可识别个人身份（即研究者可以确定或随时能确认受试者的身份，或者受试者的身份与信息相互关联）以便该信息用于涉及人类受试者的研究。

人类受试者的定义包含四个要素：
- 为有生命的个体。
- 在研究中研究者向其获取数据的个体。
- 研究者通过与其交流、干预获取其个体数据。
- 或研究者可获取其可识别身份的个人信息。

根据联邦法规定义，"可识别身份的个人信息"包括个体以下信息：
- 在预期没有任何观察或记录的情境下发生的。
- 个体出于特定目的所提供的。
- 合理预期信息将不被公开。
- 个人身份可识别或者标识符很容易被确认。

二级受试者概念源自人类研究受试者的定义。当一受试者参加一项科学研究时，研究者向其获取详细的家族史信息，与此同时研究者获取其特定家族成员的私人信息，而这些家族成员也可被认为是该研究的受试者。确定是否为受试者则取决于伦理委员会。

例如：一项关于痤疮的遗传学研究，研究者希望追踪该疾病可能的遗传模式或潜在共患疾病。研究者在获得痤疮患者的知情同意后，详细询问患者的家族病史，由此构建家族谱系，辨别具有相同共患疾病的家族成员。研究者和伦理委员会必须首先考虑所获家族成员信息是否为"可识别身份的私人信息"。如果是，那么这些家族成员也是研究的受试者。根据法规规定，在从一级受试者那儿获得信息前必须事先征得家族成员（二级受试者）的同意，或可免除、或可改变针对这类受试者的知情同意。

显然，对于二级受试者来说颇具争议的问题之一是，即什么是"私人"信息。例如：许多研究者认为在家族成员中间自由分享或家族共知的信息不能称之为"私人"信息，这些信息属于每个家族成员。而有人反驳这种观点，认为这就是"合理预期将不会被公开"信息的典型例子。

而当研究者获取的信息非常敏感的时候，以上这个问题就变得更加严重和棘手。研究涉及某些领域，如精神疾病、行为障碍、药物滥用和药物依赖以及发作性疾病，获取第三方受试者的个人可识别身份信息将对其有着显著的影响。法规要求，不仅仅是研究潜在的躯体风险，私人信息泄露也必须作为研究风险 / 受益分析的一部分，并考虑对个体的影响。在这种情况下，事先获得知情同意则是一个不容忽视的环节。

"可识别身份信息"的定义也是一个颇具争议的问题。即使没有使用家族成员的姓名，但提到受试者家族的特定成员如"母亲"、"父亲"、"外公"，这些虽未提及姓名的家族成员因与受试者的关系，其身份仍然是"很容易被研究者确认"，因此这些标识符也属可识别个人身份的信息。

> 泄露第三方的个人身份信息有对他们造成伤害的潜在可能。

涉及人体组织的研究

长久以来出于各种目的（包括科学研究在内），人体组织标本得以储存，同时他们也被当作很有价值的信息来源。人体组织标本存储库被统称为组织库，成千上万的组织库遍布各地，存储样本种类繁杂。这些组织库有病理标本库、新生儿筛查标本库、血库、脐带血库、器官库、法医 DNA 库、军事 DNA 库和捐赠组织存储专用设施，遍布于政府部门、非营利性与营利性机构。许多组织库并非专为研究而设立，却往往成为研究材料的来源。人体组织研究涉及数个特殊考量，关乎受试者的保密和隐私保护，以及法规解释和伦理委员会的监管。

人体组织研究有些需要志愿受试者签署知情同意书，有些或可免除知情同意，更甚至有些可免除伦理委员会审查。在人体组织标本研究的伦理和法规分析上，一个关键的问题是，组织的提供者能否被辨识，或被轻易地辨识。就二级受试者而言，《通则》中的"人类受试者"的法规定义决定了其何时需要伦理审查。如果研究者开展一项含有"可识别身份的私人信息"人体组织研究，那么组织标本的提供者即为人类受试者。研究者必须获得人类受试者其利用组织标本进行研究的知情同意[1]，除非伦理委员会认为可以免除同意。

当研究必须获得知情同意时，在知情同意的过程中，有一些问题需要解决，比如：

- 将会采集何种组织标本以及如何采集。
- 即将或拟利用组织标本开展的研究类型是什么，包括是否会做遗传分析。
- 信息泄露的潜在风险，例如：对保险范围、就业、情绪、家庭纠纷的影响，甚至对某个文化团体的损害。
- 潜在的受益，包括是否将所有结果都告知受试者。
- 采取什么措施保障机密和保护隐私；例如：是否保存样本的直接标识符、是否使用代码。如果使用代码，由谁保存代码与样本的关联信息，且该关联信息如何储存和保护？
- 样本可与谁共享（如果已知）。
- 样本最终是否需要匿名化（使其不可辨识），如果需要，如何匿名化以及何时匿名化。
- 研究是否具有商业用途。

---

1 译者注：2018 版《通则》针对储存、保有、二次利用可识别身份的信息或生物样本，引入了泛知情同意 (broad consent) 概念。

- 如果受试者决定退出研究，他 / 她是否能够让研究者销毁样本。
- 将会保存样本多长时间。

知情同意的过程和方式都需要根据具体情况进行调整，往往在特定的情形下会产生很大的差异。根据 45 CFR 46.116（d），如果满足以下 4 个条件，人体组织研究可以免除知情同意：

　　1. 受试者参加研究的风险不大于最小风险。

　　2. 免除或改变知情同意，不会影响受试者的权利和受益。

　　3. 如果不能免除或改变知情同意，研究将不可行。

　　4. 在任何恰当的时候，将为受试者提供更多的相关信息。

上述 4 项标准在实际操作中往往十分困难。参考第 1 条标准，大多数的伦理委员会历来认为人体组织研究的风险不大于最小风险，但鉴于近来遗传学研究数量激增及其对保险和就业的影响，使得一些伦理委员会考虑至少某些人体组织研究属于大于最小风险的研究。对于第 2 条标准，有关研究中未经同意而使用人体组织标本是否侵犯受试者的权益的问题，近来也常有争议。尤其是当人体组织的来源是某一独特的文化群体，比如：美洲原住民，这个问题可能需要慎重考虑。最后，第 3 条标准中"切实可行"的定义也常常备受争议。虽然对于前瞻性地采集组织标本，获得受试者的知情同意通常不是很方便，但仍然可行。

收集或研究现有的病理或诊断标本，如这些标本可以公开获取或研究者采用无法辨识受试者的方法记录标本信息，这样的人体组织研究可以免除审查和知情同意要求（45 CFR 56.101（B）（4））。对于能否豁免，关键是看能否辨识组织标本源自何人。如果所有的关联途径均被切断，包括研究者在内的任何人都无从辨识组织标本与其提供者，这样的标本可称之为无法辨识身份的标本，此类标本的研究可豁免《通则》的要求。然而，如果任何一方保存或可获知捐赠者与样本之间的关联，此时受试者能被识别，此类研究则应满足《通则》的要求。

此外，根据 45 CFR 46.101（b）（4），如果研究是基于现有的标本，即事先收集且储存的标本，这样的研究也可以豁免《通则》的要求。如果研究需要前瞻性地采集组织标本，则豁免不适用这样的研究，且必须经过伦理委员会的审查。很多时候，组织标本库并非因研究而设立，所以在一些研究开始之时，很多样本都已存在。如果在研究开始后，不断有新的组织标本增加到组织库中，那么研究需要对原来组织库中储存的样本和前瞻搜集新增的样本分别论处。使用组织库中已储存的样本可以免除知情同意或伦理审查，但同时前瞻搜集的样本则必须获得知情同意。

人类研究保护办公室（OHRP）发布的指南中也有说明，如果原采集的组织并非旨在用于当前开展的研究，而且研究者不能轻易辨识组织的来源，研究也就不涉及人类受试者，那么这样的研究可以不需要经过伦理审查或签署知情同意书。除上述免除审查和知情同意的情况外，可以根据指南的相关规定前瞻性地采集组织[1]。

出版政策

医学期刊的出版政策，可能是影响研究者决定是否对应用组织标本的研究申请伦理审查的另一个因素。大约有一半的医学期刊在发表涉及人的临床研究结果前，要求必须提供伦理审查批件。因此，虽然一些组织标本研究参照《通则》的要求不需要伦理审查，但鉴于医学期刊的出版政策，研究者为发表其研究结果仍然需要申请伦理审查。

FDA 法规

人体组织研究也可归属于 FDA 的管辖范围之内。当人体组织用于测试一种器械，如体外诊断器械，而且申办者准备向 FDA 申报资料申请上市许可，该研究涉及临床调研和人类受试者。在某些特定标准下，FDA 对于此类研究会行使执法自由裁量权 1，不会要求研究获得知情同意。然而当研究根据 FDA 法规要求下开展，且这些标准并不能满足时，45 CFR 46.116（d）中的豁免知情的规定则不适用。此时研究者就需要获得受试者完全的知情同意，包括应注意到 FDA 有可能查阅受试者可识别身份的研究记录和医疗记录。

多个伦理委员会审查

组织标本研究中的另一个难点是常有多个伦理委员会参与对研究的监督

---

1 译者注：也就是说，可以按照个人的考虑自由裁决，即减轻了法律管辖的力度。

审查。情况常常是这样的，在第一家机构采集组织，储存到第二家机构的组织标本库，最后转送到第三家机构进行科学研究。

各个机构的伦理委员会均负有监督责任，对于本机构内组织标本的采集、存储和 / 或使用须符合法规规定。然而，对于单一机构的伦理委员会来说，往往很难判定是否有标识符将组织标本与其提供者相互关联，组织标本的使用是否恰当地获得了受试者的知情同意。欲使用这种组织标本的研究者可事先收集一些相关资料文件，如伦理审查批件、知情同意书和采集或处理组织标本的机构的隐私政策，这能有助于伦理委员会对该研究者所进行的研究进行伦理审查。

已有记录的回顾研究

对于一些不直接干预参与者的研究，其另一个研究信息来源便是对从各种媒体上采集的信息进行回顾。本书中对于任何类型的存储数据都统称为"数据集"，可以包括教育记录、医疗记录（包括图像如 X 线摄影和照片）、收费单据、疾病登记、质量保证（Quality Assurance, QA）记录、政府数据库（如入狱或驾驶记录）及雇佣记录等。这些数据集可能是秘密的，也可能是公开的，产生和维护这些数据集的机构也很宽泛。

数据集的研究可能需要获得个人的知情同意，也可能符合免除知情同意或伦理审查的要求。其关键在于数据集中的个人信息被识别的容易程度。另一个较为关键的因素是，研究人员访问数据集的权限是否为其本身工作职责的一部分。例如：研究人员没有访问医疗记录的权限，但出于研究需要，他希望查阅医疗记录，那么研究方案和知情同意的任何步骤都应关注到泄密和侵犯隐私的问题。

对于二级受试者和人体组织的研究，"人类受试者"的定义决定了有关数据集的研究是否涉及人类受试者的研究，是否需要伦理审查。如果研究者需要搜集涉及个体"可识别身份的信息"，则需要伦理委员会的审查；而且应用数据集应获得参与者的知情同意，除非伦理委员会认为它符合豁免知情同意的条件。

当研究必须要获得知情同意时，有几个问题需要解决。通常来说，知情同意可以很简短，但一些要素必不可少。需要具体问题具体分析，情况大体上包括：

- 研究应用什么样的数据集。
- 数据集对什么人开放。
- 采取什么样的程序可以保障机密和保护隐私。例如：数据集使用直接标识符还是代码？如果使用代码，那么将由谁来保存代码和数据集的关联信息？并且如何储存和保护关联信息？
- 数据集是否做匿名处理，如果是，如何处理？什么时候处理？

根据 45 CFR 46.116（d）中所列 4 条标准，数据集的研究也可以免除知情同意。

对于数据集的研究，最具争议的便是前面所述的第三条标准——"切实可行"。通常的情况是，从研究的受试者那里获得知情同意不方便，但仍然可行，尤其是这些受试者因为正在接受的干预和 / 或服务而前来医疗机构随诊。

正如组织标本研究一样，某些涉及数据集的回顾研究，若数据集在研究开始前已经存在，且信息记录或提供的方式不会将数据集与个体关联，那么研究可以豁免《通则》的要求。可属于不涉及人类受试者研究范畴。

美国联邦政府和许多州都有法规和例法涉及数据集的隐私，如教育、就业和医疗记录的隐私都必须顾及。此外，联邦《健康保险转移及责任法案》（HIPAA）隐私规则也影响着医疗记录的研究（第 15 章有更多关于 HIPAA 对研究数据库影响的讨论）。

参考文献

1. "Guidance on Research Involving Coded Private Information or Biological Specimens," available at www.hhs.gov/ohrp/policy/cdebiol.html

第 15 章
HIPAA 隐私规则在研究中的实施

通过学习本章，读者将能够：

- 详细说明 HIPAA 隐私规则适用于研究中的何种情况。
- 能够分辨隐私规则下的非下辖实体与下辖实体。
- 讨论用于研究的受保护健康信息（PHI）的应用和披露的一般要求。
- 描述授权所必需的要素以及声明。

引言

1996 年《健康保险转移及责任法案》（HIPAA）要求参与特定医疗事务的相关各方使用标准化的格式和代码集进行电子化事务处理。例如：保险计划必须接受电子版本的索赔，而且医疗服务提供者申请付款时也必须使用标准格式和编码。HIPAA 的目的是优化事务处理流程并提高效率。

当国会制定颁布 HIPAA 时，它认识到促进医疗信息电子化将构成由于信息交换所带来的信息隐私和安全方面的挑战。针对这些问题，美国卫生与公共服务部（DHHS）在 2003 年颁布了相应标准，以保护可识别身份健康信息的安全和隐私。这些标准被称为"隐私规则"和"安全规则"。隐私规则限制了受法规监管的个人或组织使用和披露其保存的可识别身份健康信息。安全规则要求有适当的行政、物理和技术上的保障措施，这些技术措施除了可以确保以电子格式保存的可识别身份健康信息的安全外，还要能保证其机密性和完整性。

这些规则引入了的两个术语，对理解标准的范围和适用性非常重要。第一个词是"下辖实体"，是指必须遵守该标准的个人和组织。第二个词是"受保护健康信息"（PHI），指的是被下辖实体所保存的可标识身份健康信息。我们稍后将在本章对此详述。

2009 年，国会制定了《卫生信息技术促进经济和临床健康法案》（Health Information Technology for Economic and Clinical Health Act, HITECH），隐私规则和安全规则的涉及范围均得以扩充。该法案是 2009 年美国经济复苏和再投资法案（American Recovery and Reinvestment Act, ARRA）的一部分。HITECH 法案包括激励机制，以鼓励卫生保健提供者使用电子健康记录（Electronic Health Records, EHR）。该法案还扩展了 HIPAA 的范围，使其直接适用于下辖实体的"业务伙伴"，并增加了对不依从的处罚及政府要求强制执行的措施。

隐私规则并不打算干涉以传统医疗为目的的治疗、医疗保健支付或医疗保健业务（Treatment, Payment, Health Care Operations, TPO）所经手或交换的受保护健康信息。然而，隐私规则对下辖实体以非 TPO 为目的，使用或披露受保护健康信息（PHI）作出规定，这其中就包括研究。隐私规则现已对涉及人类志愿者的医学研究产生重大影响，包括已有信息和 / 或生物标本的研究。临床研究通常涉及多个组织之间的信息交换，包括研究机构、合同研究组织（CRO）、现场管理组织（Site Management Organization, SMO）、数据安全监察委员会（DSMB）、机构伦理审查委员会（IRB）和申办方。尽管只有其中一部分组织作为下辖实体或业务伙伴直接接受管理，但所有这些组织均受其影响。下辖实体和其业务伙伴作为 PHI 的"把关人"；他们以研究为目的而接收、使用或披露 PHI 时，必须获得基于某种形式上的许可。

参与医学研究的各方组织，无论是否直接受 HIPAA 的管辖，欲有效进行研究，都必须了解隐私规则的要求，知晓"把关人"的 PHI 如何进出。直接受制于该规则的个人和组织必须理解自己的职责，避免可能被追究法律责任。依从这些标准通常要求对使用和披露 PHI 设定限制条件，这些限制通常在和研究协作方的协议中写明，尽管这些标准并不能直接约束那些研究协作方。因此，从事医学研究的非下辖实体机构必须理解隐私规则的要求，以确保研究合同中包括有关程序，即如何取得 HIPAA 许可的权限或豁免权，此举是为获得研究必需的 PHI。起草方案的商业领域申办方需要确定隐私规则是否适用于他们的研究，同时又应在方案中列明符合隐私规则的操作程序。

尤其值得注意的是，隐私规则确定的研究范畴不同于《通则》（45 CFR 46, A 部分）和 FDA 法规（21 CFR 50, 56）范畴。隐私规则涉及任何使用或披露 PHI 的研究，包括：受试者的筛选和招募，接触医疗记录和其他现有健康信息，收集、创建或接收 PHI，创建新数据库或组织样本库，现有数据库及样本库的再利用，现场监查，多中心研究的管理，以及结果的发表。

无论是隐私规则还是安全规则，在研究中实施其标准的程序都很复杂。不同的操作程序可能适用于某一特定的研究活动（如受试者招募），这取决于所涉及的受试者人群。全面解释这些标准以及如何在研究中加以应用，已超出了本章所能包含的内容。本章的目标是提供一些实用易懂的基础工具，帮助有效进行研究设计和开展研究，以期满足隐私规则的要求。

因为安全规则主要适用于计算机中 PHI 电子文档的安全保障、保存和传送，该规则将不会在本章节中深入讨论。其他的关于安全规则的指南可以在以下网站找到：www.hhs.gov/ocr/privacy/hipaa/administrative/securityrule/securityruleguidance.html。

尽管研究者可以应用一些基本原则来解决隐私规则中的相关问题，但更多的问题还需根据实际情况，依据涉及的不同组织机构、个人和数据而获得不同答案。读者可以就如何在其研究活动中实施这些隐私规则标准，向所在机构的隐私保护官员、研究管理者或法律顾问寻求指导。

有机结合各州与联邦的法律

就隐私规则本身而言，其实施相当复杂。现实情况是隐私规则的要求必须结合相关各州和联邦的法律，这就使其更为复杂，常常需要进行法律分析。假使州立隐私法与隐私规则相矛盾或提供的保护更少，则从在州立层面而言，隐私规则优先于州立的隐私法。因此，隐私规则形成了一个医学隐私保护的联邦"底线"，而各州的法律则可能提供更为严格的隐私保护。州立法中对高度敏感和具有潜在破坏性的信息（如 HIV/AIDS、吸毒、精神疾病）的保护常常超过隐私规则，所以会控制这些信息用于研究。那些致力于这方面研究的研究者需要寻求法律顾问的建议，从而决定是州立法律适用，还是隐私规则适用。分析是否有州立"优先权"十分复杂，尤其对多中心研究更是如此。

在联邦法律层面，《通则》（the Common Rule）或是 FDA 法规对研究活动中利用人类受试者的行为进行监管。但隐私规则并不优先于这两个法规。研究者必须遵守所有适用法律。在《通则》和隐私规则之间有显著的程序性及逻辑分析性的不同，特别是关于已有数据或组织样本的研究、患者筛选和招募。这些不同之处将在本章后半段详细讨论。

受隐私规则监管的实体

隐私规则规定了 PHI 在下辖实体的出入程序。要理解隐私规则如何影响研究，第一步在于能够确定研究所涉及的哪个单位属于下辖实体。界定某个单位是否属于下辖实体非常复杂，特别是那些在组织结构和功能上十分庞杂的机构（如大学院校和医学中心）更难以确定。

HIPAA 直接监管涉及治疗、医疗保健支付或医疗保健业务（TPO）的四类实体使用和披露 PHI。前三类分别是医疗保健提供者、医疗保健结算中心以及健康规划。HIPAA 将这些单位称为"下辖实体"。如前所述，HITECH 扩大了其应用范围，那些下辖实体的业务相关方也受直接管辖。作为应直接负责依从标准的一类人，医疗保健提供者是其中最典型的涉及临床研究的一方。但不是所有涉及研究的医疗保健提供者都是下辖实体。只有当医疗保健提供者将患者健康信息电子传送，作为 HIPAA "事务"的一部分时，才成为下辖实体。从根本上说，一项 HIPAA 的"事务"包括医疗保健相关的财务或行政管理活动（例如：处理医疗保健申请和管理相关受益）。一般说来，如果医疗保健提供者涉及电子医疗保健信息在双方间传递，且接受付费，就使得它成为 HIPAA 管理下的下辖实体。"电子化"信息传递包括那些通过互联网、外联网、租用线路、拨号线路、私人网络上进行的工作，以及那些涉及磁带、CD、或软盘的物理转移。第三方保险公司的付费（健康计划）常涉及电子化健康信息的传递。反之，仅在计算机中保留账单和付费记录将不会构成"传递"，并不会使该单位成为一个下辖实体。

一个下辖实体可以是个人（如医生）或机构（如医院）。对属于下辖实体的机构来说，在机构内工作的全体员工都是下辖实体的一部分。"全体员工"泛指所有取酬和不取酬的人员，他们在下辖实体的直接控制下工作（雇员、志愿者、实习生等）。

大型机构下辖实体

受 HIPAA 监管的大型机构下辖实体有多种类型的组织架构。每一个架构对于隐私规则在研究中的落实有着显著的意义，因为研究是否需要遵从隐私规则，以及如何遵从隐私规则，都取决于该机构选择哪个功能单位开展研究。欲落实研究中的隐私规则，必须通过每一个机构内组织架构的检验，才能确定何种要求适用（如有）。这里没有一种适用于各种情况"一刀切"的隐私规则。

混合实体

　　一个具有独立法人实体的组织或机构，如果既有 HIPAA 涉及的功能，又有 HIPAA 不涉及的功能，则可能作为"混合实体"。被称为"混合实体"的机构可以简化隐私规则在其机构中的应用，因为隐私规则只适用于 HIPAA 涉及的那部分实体。一项"涉及的功能"指的是任何可以使一个实体成为医疗保健提供者、健康计划或医疗保健结算中心的功能。例如：一所医院在功能上可划分为一个或多个医疗相关和非医疗相关部门。医院必须指定所有"涉及的功能"作为其医疗的组成部分，也可以将不涉及的功能放在医疗或非医疗的组成部分。

　　被称为混合实体的组织机构必须确定该实体内的哪些功能是"涉及的功能"，哪些不是。组织机构需准备文件阐明以下内容：①认定它为一家混合实体的决定；②哪些功能涉及、哪些不涉及；③负责这些功能的部门。组织机构应该采用物理或程序性的保护措施防止下辖部门与非下辖部门间 PHI 的非授权交流。程序性的保护措施应以标准操作规程（standard operating procedure, SOP）的形式出现，常被我们称为"防火墙"。许多组织结构上非常复杂的研究机构，如大学院校、大型综合性医院、非营利性研究机构，已经宣称自己为混合实体。当和混合实体共同研究时，外部的研究者必须确定该研究是否是医疗组成的一部分。如果是，则该实体的研究者们就是下辖实体。

附属下辖实体

　　HIPAA 也提供了机构内部实施隐私规则的策略。某些机构在法律上独立但却有隶属关系时，如果其有共同的所有权人或控制人，他们也可以指定自身机构或其医疗保健分支机构作为 HIPAA 下的独立下辖实体。"附属下辖实体"（affiliated covered entity, ACE）的运作可让机构形成高效管理，因构成附属下辖实体的各机构彼此之间可分享解决问题的方法（例如：实施隐私规则的通用须知）。然而，每一个法律上独立的下辖实体都各自为不依从 HIPAA 的违规行为承担责任。

指定成为 ACE 有利有弊。在一个 ACE 中，与研究相关的好处是，如在 ACE 医疗部门内部进行 PHI 分享，这里就是"应用"而不是"披露"，从而就避免了因披露信息而需要对其进行追踪的要求（细节将在"个人权利"章节讨论）。然而，作为混合实体，隐私规则仍然适用于医疗部门和非医疗部门之间的 PHI 的交换（信息的披露或接收）。这些研究者身在非医疗部门而想要从自己机构内部（或隶属）医疗部门的同事那里获得 PHI，也要遵守隐私规则。这就给研究者带来了行政上的负担。而且，这样的信息交流也是一种必须被医疗部门循迹追踪的信息披露。

有序医疗保健计划

有序医疗保健计划（organized health care arrangement, OHCA）是另一个隐私规则监管下的机构间组织。多个独立的下辖实体可能被选作一个 OHCA 进行操作，他们被安排联合向公众提供一项临床整合医疗服务。一个 OHCA 中的下辖实体必须参与联合活动，如应用审查、质量评估和质量改进或付费。作为附属下辖实体，同一 OHCA 的各成员可以采用同一个实施隐私规则的操作提醒。

业务伙伴

业务伙伴是指代表某一下辖实体提供一项服务或功能的个人或组织，涉及利用下辖实体的 PHI。业务伙伴行使其功能的例子有：处理医疗保健申索，医学文件的翻录、数据分析、认证及质量保证。业务伙伴必须遵从 HIPAA 隐私规则条款，且制定了书面 SOP 以确保遵从法规。

通过签订协议，下辖实体可以将 PHI 披露给某一业务伙伴。此外，协议应要求业务伙伴采取合适的保护措施，防止在协议范围外未经许可使用和披露这些信息。

一直以来，人们对谁是研究中的业务伙伴有不少困惑。任何被申办方雇佣的组织或他们的代理（如 CRO、呼叫中心和招募服务部）都不是业务伙伴，因为他们只是代表申办方行使职能，其并非下辖实体。研究合作者（如其他中心的研究者）也不是业务伙伴，因为他们为了研究目的分享 PHI 并不产生业务伙伴关系。然而如果以研究为目的，雇佣人员对数据进行去标识化，或构建有限数据集，这些人可以被称为隐私规则下的业务伙伴。

隐私规则下的信息类别

受保护健康信息

隐私规则适用于 PHI 需满足以下三点：①是"健康信息"；②是"可识别个人身份"；③由一个下辖实体产生或接收。确定研究是否涉及 PHI 的第一步要确定研究是否涉及任何下辖实体。无论是研究者或数据的来源（如医疗记录的所有者），如果不涉及下辖实体，就没有 PHI。如果有下辖实体参与，第二个问题是是否涉及"健康信息"，如果有，是否为"可识别个人身份的"信息。

什么是"健康信息"？

"健康信息"是指任何形式或媒介（报纸、电子、口头和影像如 X 线或超声）关于活着或已亡故的个人既往、当前、或将来的身体或精神上的健康状况或信息，以及为个人提供的或支付的医疗保健。请注意，不同于《通则》，隐私规则也适用于已故的个人。

重要的是，生物样本（如血或组织）本身并非 PHI。根据 DHHS，生物样本本身并非信息。而实际操作中，典型的生物样本与诊断信息一起被收集和 / 或保存（如乳腺癌组织样本库），此诊断信息就是"健康信息"。如果相关的健康信息包含图 15-1 中列出的任何 HIPAA 规定的标识信息，那么该数据就是"可标识身份的"，因而也就构成了个人可识别身份健康信息（Individually Identifiable Health Information, IIHI）。在下辖实体手里的 IIHI 就成为 PHI。决定生物材料何时会成为 PHI，是构建或保有样本库以及对现存材料进行研究的关键部分。这些问题将在本章的"研究数据库和样本库"部分更详细地讨论。

什么样的健康信息是"可识别个人身份的"？

在隐私规则下如果信息可以直接或间接识别个人，那么该健康信息就是

"可识别个人身份的"。隐私规则提出两种方法识别信息是否为可识别个人身份的。一种方法是获得专业的统计学家鉴定，认可该信息有非常小的风险可以被单独应用或合并其他合理可用的信息以鉴别信息主体的个人身份。

另一种确立信息是否为"可识别个人身份的"方法是确定该信息是否包含 18 项个人、亲属、雇主或家庭成员的任何标识符。这些标识符被列在图 15-1 中。重要的是，作为 PHI 的一部分，这些标识符适用于所有的隐私规则保护要求，并只有在隐私规则允许的条件下才可以向研究方披露。

1	姓名
2	所有小于州的地理概念，包括 ZIP 邮编（除了以下情况：居民超过 2 万人的区域的邮编前三位数字，或居民少于 2 万人的区域的邮编后两位数字）
3	所有日期类信息（除了年），包括生日、死亡登记和出院日；所有超过 89 岁者的年龄（也可以包括年龄不足 89 岁者）
4	电话号码
5	传真号码
6	电子邮箱地址
7	社会保障号码
8	医疗记录号码
9	健康计划受益人编码
10	账户号码
11	证书 / 驾照号
12	车辆标识码和序列号，包括车牌号
13	仪器标识码和序列号
14	网络统一资源定位符（URL 地址）
15	IP 地址
16	生物信息标识符，包括指纹和声音
17	全脸影像资料或任何可比对的影像资料
18	任何其他唯一可识别的数字、特征或代码

图 15-1   18 条 HIPAA 标识符

图中第 18 项是一条重要的"万能"条目，有两个原因需要对其作额外解释。第一原因是，它涵盖了任何不对应 1 ～ 17 项，但却能用于识别个人身份的标识符。因此，如果下辖实体已掌握包括健康信息在内的特定信息，这些健康信息又可用来对个人身份进行再次辨认，即使该信息不是特定的 HIPAA 标识符，它也就变成了 PHI 数据。第 18 项要求下辖实体作出理性的主观的判断，判断什么样的信息可界定为"唯一可标识的"。

编码数据

第 18 项标识符很重要的第二个原因，是因为它包括了"可识别身份的编码"（标识码）。了解何种编码可以成为标识码非常重要，这里需要进一步解释一下。关于何种编码会让健康信息成为 PHI，部分困惑源自研究单位和联邦机构对同一事物使用了不同的专业术语。而且更让大家困惑的是，DHHS 并不提供列表清楚标示"可标识"与"不可标识"编码。在这一章节中，"标识码"一词意指，综合其他信息能够标识相关健康信息个人的编码。这种编码将那些健康信息与个人健康信息关联，有时用"关联码"指代。典型的标识码源自一些其他标识符。例如：个人社会保障号的后四位或临床试验记录号就是标识码。

相反，"非标识码"则不能提供信息以标识相关健康信息的个人。在隐私规则中，非标识码不是源于数据和其他标识符的，例如随机分配码或受试者进入研究的序列号。此外，下辖实体不能出于其他任何目的应用或披露编码，不得披露能将编码和受试者健康信息再度关联的"密钥"。没有这种关联"密钥"，数据中的个人身份就不会被判别。如果一个拥有 PHI 的下辖实体形成了一套新的数据集，这个数据集中所有前述 HIPAA 标识符目录中所提到的标识符均被去除，且个人记录被非标识码重新编号，那么新的数据集就不再是 PHI，此时下辖实体将其传给研究者将无需遵守隐私规则。这一过程就被称为 PHI "去标识化"。

以下简单公式可指导判断你的研究是否涉及 PHI：

IIHI + 下辖实体 = PHI

去标识化数据

隐私规则不适用于去标识化的数据。通过上述的两种方法之一，PHI 可以被去标识。而且，当编码不是源于个人信息或与之有关，而且也不能被"翻译"用以识别个体时，去标识化数据可以包含一个编码或可再标识的其他形式记录。因为去标识化数据不受隐私规则管理，可以自由地被下辖实体分享，不需要标识信息的研究者应当考虑用去标识化数据而不是 PHI，特别是应用现有数据或生物标本进行的研究。图 15–2 阐述了一个研究者从下辖实体获得去标识化数据的例子。下辖实体保存了 PHI 的数据库（图 15–2 第 1 步）。下辖实体将数据库中的 PHI 去标识化，产生去标识化数据库（图 15–2 第 2 步）。如果下辖实体从 PHI 数据库将 PHI 披露给研究者就受隐私规则管控（图 15–2 第 3 步）。然而，如果下辖实体从去标识化数据库中将去标识后的数据向研究者披露，这就不受隐私规则管控（图 15–2 第 4 步）。在这种情形下，下辖实体有责任确保数据符合隐私规则的"去标识"定义。无论如何，在与披露数据的下辖实体进行合作时，使用去标识化数据的研究者应该仔细审查他们获得的数据，以确保其中没有包含 HIPAA 所规定的标识符。

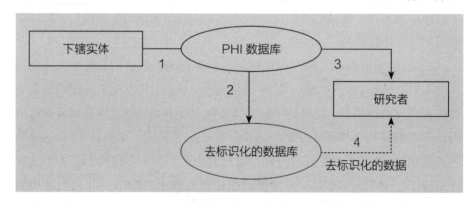

图 15–2　下辖实体向研究者披露 PHI 或去标识化数据，PHI 以实线、去标识化数据用虚线表示

有限数据集

在隐私规则下还有第三类数据，研究者应该对此加以熟悉。认识到一些研究（例如流行病研究）只需要极少的信息标识，HIPAA 隐私规则提供了一种选择，以替代去标识化数据和 PHI 这种极端情况。有限数据集是一种 PHI 子集，它排除了图 15–1 中所有的 HIPAA 标识符，只有地址、日期、非直接标识符例外。关于通讯地址，除了街道地址外，所有信息都可以包含在有限数据集中。DHHS 试图努力平衡保护隐私和促进高度有价值的流行病研究二者之间的关系。那么，有限数据集并没有如同去标识化数据那样有一个"自由通行证"，但也不需要获批使用 PHI。使用或披露有限数据集的相关要求将在本章后半部分讨论。

病例报告表

在隐私规则要求下，研究者必须仔细甄别病例报告表（CRF）看是否有 HIPAA 标识符，这些标识符会让数据成为受保护健康信息 PHI。如果研究在一项授权下进行，受试者授权允许他们的 PHI 被研究者向 CRO 或申办方等外部组织披露，那么 CRF 可以包括 PHI。在这样的情况下，CRF 和授权书必须保持一致；任何 CRF 中含有的 PHI 必须在授权书中特别列出。同样，如果只有有限数据集将从下辖实体向外部的研究者披露，那么 CRF 必须被甄别以确保符合有限数据集的限制。

作为一种公司政策，许多商业申办方不愿意接收研究机构的 PHI。如果研究设计规定外部组织只接收去标识化数据，CRF 就必须被仔细甄别以确保不包含任何 HIPAA 的标识符。过去曾引发问题而不宜包含在去标识化的 CRF 中的数据项包括：日期（如出生、治疗、手术日期）、医疗记录号和五位 ZIP 邮编。

使用和披露 PHI 的基本要求

一些因为非 TPO 目的使用或披露 PHI 的基本要求也会影响研究。尽管这些要求是下辖实体的职责，但他们将影响任何研究相关组织部门获得、使用或披露 PHI。因此，所有研究相关方都应熟悉它们。

隐私权保护通知

隐私规则要求下辖实体通告个人，告知下辖实体将怎样使用和披露个人 PHI，以及隐私规则下的个人权利和下辖实体的法律责任。该通告被称作"隐私权保护通知"（Notice of Privacy Practices, NPP）。有许多关于 NPP 内容和条款的细节要求，包括一些值得提及的研究相关问题。

　　首先是 NPP 的内容。就其他所需内容而言，NPP 必须描述下辖实体可不经个人授权使用或披露 PHI 的每一种情形。一些研究相关的 PHI 的使用和披露不需要个人的授权，包括受试者筛查、招募和现存数据库和组织样本库的分析。这些研究活动的实施可经过事前审查或豁免授权要求。为了符合隐私规则的要求，开展研究时使用 PHI 的下辖实体应在 NPP 中列明这些活动的参考内容。

　　其次是有关研究志愿者的 NPP 条款。在一些研究机构中，特别是医院或医师门诊，许多志愿者会是机构的患者。患者首次接受医疗机构服务时，需收到下辖实体的 NPP。NPP 只可呈递一次。无需给已经接受过下辖实体 NPP 的研究志愿者再次呈递 NPP。但是，如果个人首次与下辖实体在医疗上有接触就是作为研究志愿者，那么此时研究者 – 医疗提供者必须向志愿者呈递该下辖实体的 NPP。因此切合实际的做法是，下辖实体的临床研究者应在第一次会面时就要询问志愿者他们以前是否收到过机构的 NPP。

最低需求规则

　　在 HITECH HIPAA 之前，如果没有任何授权，下辖实体需要采用合理的步骤限制使用和披露 PHI，遵循最低需求原则完成既定目标。但是原来并没有清晰的指引来定义"最低需求"。HITECH HIPAA 通过要求 HHS 发布指南来定义"最低需求"，以寻求解决该问题相关的任何困惑。除非指南发布，否则 HITECH HIPAA 仍会要求下辖实体和业务伙伴在没有授权情况下只能有限地使用和披露 PHI 有限数据集，或者按最低需求原则完成既定目标。到目前为止，HHS 还没有公布指南。因为 HITECH HIPAA 是将定义"最低需求"的决定权交给了使用和披露 PHI 的下辖实体，所以下辖实体和业务伙伴应当准备好对任何无授权以及超越有限数据集限制使用和披露 PHI 的情况做出合理解释。这一点非常重要。

个人权利

　　隐私规则赋予个人许多个人权利，包括访问、修改他们的 PHI，以及了解下辖实体将他们的 PHI 披露给谁。这些权利要求下辖实体和研究业务伙伴负有管理责任。

访问和修改 PHI 的权利

个人有权访问和修改他们保存在"指定记录集"里的 PHI。指定记录集是一套医疗记录、账单记录或下辖实体对个人做出决定的其他记录。当研究数据被下辖实体持有时，数据持续保留在记录中用于对受试者做出决定，该数据就是指定记录集，受试者有权访问和修改记录。另外，当拥有电子健康记录时，HITECH HIPAA 要求下辖实体必须以电子版本形式提供记录给个人。

个人访问和修改记录的权利有时会有例外。首先，如果下辖实体判定个人接触信息很可能危及其本人或他人的生命或躯体安全时，允许下辖实体拒绝其访问 PHI 的请求。也允许下辖实体拒绝个人访问心理治疗记录。如果下辖实体判定有关记录准确且完整，也可拒绝个人修改记录的权利。

在开展研究时有一个重要的例外，即允许下辖实体暂停研究参与者行使访问研究记录的权利，直至研究结束。为了使用该例外，下辖实体必须在研究者获得他 / 她参加试验的知情同意时，征得研究参与者同意暂停此类权利。这个例外是为了防止受试者关联不同治疗组或安慰剂组，避免破盲，从而保护数据的科学真实性。在许多情况下，研究者通过在受试者的知情同意书中包含了受试者同意暂停访问记录权利的语句，从而获得其同意。根据规则的要求，受试者必须被告知，在研究完成时他们将重新获得访问其记录的权利。

要求说明信息披露过程的权利

在隐私规则中，个人有权利知道谁曾经手他们的 PHI。隐私规则要求下辖实体和业务伙伴说明，除了以治疗、医疗保健支付或医疗保健业务（TPO）为目的的其他任何未经授权的信息披露及有限数据集形式的披露。个人有权利获得关于距提出要求时六年以内的信息披露情况的说明。如果记录保存在电子健康记录中，这种情况下 HITECH HIPAA 扩大了这一的权利，使其包括以 TPO 为目的 PHI 的披露。但是，个人对 TPO 为目的的信息披露的获知权利，被限制为在距提出要求时的三年之内。

现在，下辖实体和业务伙伴被要求说明披露的时间、接收者的姓名和地址（如果有的话）、简述披露 PHI 的形式和披露目的。HITECH HIPAA 要求下辖实体报告下辖实体和所有业务伙伴所做的披露，或报告仅由下辖实体所做的披露并附上其所有业务伙伴的联系信息。

2011 年 5 月 31 日，HHS 发布了一个制定拟议规则的通知，名为《依据卫生信息技术促进经济和临床健康法案，HIPAA 隐私规则要求说明信息披露情况的通告》，其解释了 HHS 关于 HITECH HIPAA 修订内容中要求说明信息披露的情况。拟议的规则简化了报告的要求，下辖实体和业务伙伴应在个人提出申请 30 天内向其提供"使用报告"。使用报告必须包括自申请之日起三年内的电子健康数据，但报告可以排除一些已经得到授权或豁免授权类型的内容。拟议规则还减少了必须提供说明的信息量，要求使用报告包括披露日期（或大约日期）、姓名和接收者地址（如果有的话）、简述披露的 PHI 类型。尚不清楚这个法规最终将依照最初的提议实施，还是会有所改动。[1] 无论如何，下辖实体和业务伙伴应开始考虑并制定流程以满足这些要求。而且，研究者必须能够判定且遵从他们机构及合作方的操作规程。

以研究为目的使用和披露 PHI

"使用"和"披露"的不同规则

隐私规则对 PHI 的"使用"和"披露"有不同要求。为了判定适用哪一条隐私规则要求，研究者必须理解"使用"和"披露"的不同之处。

下辖实体或其员工在下辖实体内部利用 PHI（收集、审查、分析等），即为"使用"。下辖实体分享、转让或传递 PHI 给下辖实体外的个人或实体，即为"披露"。

一个机构的组织架构对研究中隐私规则的实施程序有着显著影响。如图 15–3 所示，在混合实体、附属下辖实体（ACE）或有序医疗保健计划（OHCA）中，什么情况下构成"使用"或"披露"是各不相同的。混合实体是单一的法人实体，却在功能上被划分为医疗部分和非医疗部分。如果有多个医疗组成部分，他们也是作为一个下辖实体而行使功能。在混合实体的医疗组成部分内部共享 PHI 是一种使用；而与非医疗部分分享 PHI 是一种披露。在 ACE 中，多个机构作为一个下辖实体行使功能。那么，即使

---

1 译者注：截至中译本出版时，该通告尚未最后实施，并在 2021 年启动新一轮意见征集，详见 https://www.federalregister.gov/documents/2021/01/21/2020-27157/proposed-modifications-to-the-hipaa-privacy-rule-to-support-and-remove-barriers-to-coordinated-care。

在多个机构间交换 PHI，只要在 ACE 内分享 PHI，也还是一种使用。因为 OHCA 的成员仍然是各自独立的下辖实体，所以在研究中使用和披露 PHI，应把他们作为独立下辖实体一样对待。为了研究目的与 OHCA 内部其他成员分享 PHI 是一种披露，必须能溯源并符合其他隐私规则的要求。

在某些情况下，隐私规则的要求不同于《通则》的要求。例如：对于研究仅涉及现存可识别身份医疗记录的回顾，且研究者在研究中不记录任何直接或间接标识符时，《通则》可以免除法规要求的 IRB 伦理审查和知情同意［45CFR 46 101（b）（4）］。而在同样情况下，隐私规则却要求对这类研究强制实行法规要求，因为它涉及了 PHI 的使用。因此，可能在研究中执行《通则》方面很有经验的研究者，却无法利用同样的分析判断来决定何种研究行动触发隐私规则的要求。

	混合实体	附属下辖实体	有序医疗保健计划
所有权状态	单一法律实体	独立法律实体	独立法律实体
下辖实体状态	医疗保健部分和非医疗保健部分	单一下辖实体	独立下辖实体
PHI 的"使用"	在医疗保健部分内部	在附属下辖实体内部	在每个成员机构内部
PHI 的"披露"	在医疗保健部分之外	在附属下辖实体之外	在每个成员机构之外

图 15-3　在不同 HIPAA 组织结构中 PHI 的使用和披露

授权以研究为目的使用或披露 PHI

在临床研究中，去标识数据或有限数据集常常不足以获取满足研究所需的 PHI。隐私规则要求下辖实体在以研究为目的使用或披露 PHI 前获得授权（也有例外情况）。授权是指受试者正式认可他 / 她本人的 PHI 可被使用或披露（可以是独立的文件或作为研究知情同意书的一部分）（图 15-4）。研究授权所需的要素性内容超出了《通则》和 FDA 法规对知情同意书的要求，因为 HIPAA 隐私规则保护的是信息的私密性，而《通则》和 FDA 法规保护的是受试者的安全和福祉，包括其隐私。

根据 HIPAA 隐私规则，研究授权必须包括以下内容：

- 有针对性地，语义清楚地描述要被使用和披露的 PHI。
- 明确哪些人（或哪类人）要求授权使用或披露 PHI。
- 明确下辖实体可向哪些人（或哪类人）披露 PHI。
- 描述使用 / 披露 PHI 的每一个目的
  - 不允许对未来非特定研究进行空白授权。例如："我们将在未来的研究中使用你的 PHI"（这项限制也涉及数据和样本库的应用）。
- 失效期或失效事件
  - "事件"是指"研究结束"或类似事件；或
  - "无"。
- 受试者的签字及日期
  - 如果由代理人签字，应包括代理人的权限声明。
- 告知受试者在任何时候有权以书面形式撤回授权、如何撤回授权，以及撤回授权权利的例外。
- 提醒受试者，一旦 PHI 被授权披露后，可以由接收者再次披露，而不再受 HIPAA 保护。
- 他或她拒绝签署临床研究授权的结果。就临床试验而言，这通常意味着受试者将不能参与试验。
- 授权书必须以简明易懂的语言书写，必须给受试者一份其已签字的授权副本。

图 15-4　授权中必需包括的要素内容和声明

为确保遵守隐私规则，机构的政策制度应规定对授权进行监督。隐私规则并不要求 IRB 审查或批准研究授权；但如果授权与知情同意书合并在一起，按《通则》和 FDA 的法规要求，IRB 就必须审查。为了更好地遵守法律，一些机构的政策要求所有授权均需得到 IRB 审查并批准。另一些机构则要求使用已经得到机构批准并涵盖所有要素的模板。下辖实体也可以选择使用外单位的授权书模板。申办方和研究者应该确定每一个下辖实体机构对授权的要求。对多中心研究来说，申办方必须留有足够时间以确定每个研究中心的授权政策和程序。

研究授权的撤回

　　根据《通则》，受试者在任何时候都可以退出研究，仅简单地停止参与即可，无需书面通知研究者退出研究。根据 HIPAA 隐私规则，受试者可以在任何时候撤回授权研究者出于研究目的使用或披露 PHI，但这里要求必须书面撤回授权。授权书中应该解释如何撤回授权以及受试者享有撤回权利的任何例外情况。应考虑例外情况，比如：撤回要求不适用于受试者撤回授权前收集的 PHI[1]。如果撤回授权可能影响试验研究的完整性，这种情况也应作为例外。在实际操作中，受试者可能想或需要退出临床试验，却同意研究者使用和收集 PHI。那么，此时临床试验研究者应考虑为退出研究的受试者提供选择，让其决定是否允许研究者继续使用和 / 或收集其 PHI。

　　根据隐私规则，如果需要"保护研究的完整性"，研究者可以在（受试者）撤回授权后继续使用或披露 PHI。这条标准的解释是开放的，但一般来说，下辖实体可以继续分析撤回授权前收集的 PHI，但只在有限的情况下可以披露 PHI。可接受的披露包括：通知申办方受试者退出研究，通知 IRB、申办方和 FDA 不良事件，还包括上市前向 FDA 申请中含有的 PHI。先于撤回授权前所做的披露或使用将不受影响。

授权的豁免

　　根据 HIPAA 隐私规则，如果 IRB 或隐私委员会决定其符合免除授权的条件，下辖实体可以出于研究目的在没有授权的情况下使用或披露 PHI。

　　隐私委员会是为了审查并批准豁免授权要求的审查团体。与伦理委员会（IRB）一样，该委员会也有组成要求。

　　IRB 或隐私委员会可以豁免授权的所有要求或仅免除一项或多项要求。例如：如果 IRB 批准免除知情同意签字，研究者就可以请求 IRB 批准免除授权书的签字和注明日期。同样，IRB 既可以对整个研究，也可以对研究中的一组或特指的项目程序免除使用或披露 PHI 的授权要求。例如：如果研究包括历史对照组，研究者可以请求豁免对照组受试者的授权要求，因为这些受试者可能无法签字授权。

---

1 译者注：撤回授权前搜集的 PHI 仍可以由研究者使用或披露。

豁免授权的一个重要应用是针对受试者筛查和招募用 PHI 的审查。研究者可以申请部分豁免筛查和招募活动的授权。法规要求 IRB 或隐私规则委员会在做出豁免授权之前有特殊的判定。IRB 首先判定个人隐私风险。IRB 必须确定这些风险不大于最小风险，研究者有计划保护且清除标识符，并书面承诺 PHI 将不被再利用或再披露，除非法律或隐私规则允许。IRB 或隐私委员会也必须确定在没有豁免授权以及允许访问和使用 PHI 的情况下，将使得研究在现实世界无法进行。人们期望 IRB 可以限制研究者使用和披露 PHI，PHI 仅限用于必须的研究中。

研究开始前的患者资料回顾

当研究者为"准备研究"而进行某些研究活动时，如拟订方案和筛选受试者，隐私规则允许下辖实体在没有授权或免除授权的情况下，将 PHI 披露给研究者。这种例外通常用于确定方案的可行性和发现潜在的研究参与者。

如果研究者不是下辖实体的工作人员，则不能与受试者联系或从下辖实体转移任何 PHI。但是，如果研究者是下辖实体的员工，则可属例外。可根据研究前患者资料回顾的例外原则，研究者可使用 PHI 发现受试者。他们继而可根据下辖实体的医疗保健操作的例外原则，联系潜在受试者。

为研究前资料的准备而访问 PHI，并不需要 IRB 或隐私委员会批准。而是研究者必须对下辖实体作出"陈述"，说明 PHI：

- 将被用于拟定研究方案或为了类似目的。
- 对研究目的是必要的。
- 不会从下辖实体内流出。

出于操作性的原因，虽然 HIPAA 隐私规则没有要求，但下辖实体可以要求研究者书面"陈述"理由，说明是以准备研究为目的而访问 PHI。

请记住，为了筛查潜在研究参与者和招募受试者而"披露"PHI，要求下辖实体保存溯源记录，即使下辖实体并不从事该项研究。例如：一个 CRO 想使用医院的医疗记录来筛查潜在的研究参与者，医院必须保证每一项记录的披露过程都可溯源。

逝者的 PHI

隐私规则保护逝者的 PHI 隐私。可是从程序上来说，获取逝者的 PHI 用于研究相对较易。如果研究者提供"陈述"说明 PHI 将仅用于研究且对研究很有必要，下辖实体可以给研究使用或披露死者的 PHI。另外，如果有要求的话，研究者必须提供个体的死亡证明文件。隐私规则没有特别规定"陈述"的形式。因下辖实体必须能对披露信息进行溯源，故陈述通常为书面形式。

使用和披露有限数据集

隐私规则允许下辖实体在"数据使用协议"下披露有限数据集。数据使用协议必须包含以下特定的要素：
- 描述如何使用有限数据集。
- 明确有权使用有限数据集的人员。
- 列出信息接收者的责任，包括：
  - 不使用有限数据集去联系个人（为了招募）或为他人辨识个人信息；
  - 向下辖实体报告任何有限数据集的不当使用 / 披露行为；
  - 使用适当的保护措施以防止超出协议条款的数据使用 / 披露；
  - 确保接收有限数据集的人员后续遵守协议。

患者筛查

典型的患者筛查包括调阅医疗记录、数据库或组织样本库中现存的 PHI，以确定潜在患者的大约人数，和 / 或可参与研究的患者临床资料。在本节讨论的内容中，患者筛查并不涉及联系预期参与研究的患者。

HIPAA 有数条途径可用于获取或使用 PHI 进行患者筛查。研究者可通过研究开始前的患者资料回顾，或者通过部分豁免 PHI 所有人授权而访问下辖实体的 PHI，这取决于每个机构的政策制度。

有限数据集也可被用于筛查研究参与者。研究者、CRO 或下辖实体之外的申办方可以根据数据使用协议从下辖实体获得有限数据集，且可在下辖实体之外使用信息用于患者筛查。请记住，有限数据集不包含联系信息，所以他们不能用于联系个人。因此，他们可用于患者筛查，而不是患者招募。

患者招募

招募涉及联系预期可能参与研究的人员。有目标的联系可能需要使用PHI（例如：信件、电子邮件或电话以联系通过预筛的个人）。相反，报纸或电台广告（无目标的联系）不需要使用PHI。

有目标的联系

不同于患者筛查，"内部"和"外部"的研究者为招募患者而使用下辖实体的PHI有不同要求。身为下辖实体员工的研究者可以在研究前资料准备时使用下辖实体的PHI去筛查患者，也可基于医疗保健操作的例外原则而联系患者。下辖实体以外的研究者可以利用研究前资料准备这一条款，从而辨识潜在患者，但他们不能将PHI移出下辖实体或与潜在患者联系。如果一个研究者不是下辖实体的成员，想要获得PHI去联系潜在患者，他们可以向IRB或隐私委员会请求豁免授权。

确保潜在患者是由预期拥有他们PHI的人联系，这是一种让保密问题风险最小化的方法。例如：潜在患者会预期他/她的医疗保健提供者或其雇员接触PHI。因此，医疗保健提供者或其雇员可进行最初的联系。如果医疗保健提供者未涉及研究，其可以应要求转发招募信给预期患者。信中可以包括简单的研究描述并提供研究团队的联系信息。隐私规则没有限制下辖实体和患者间的PHI交换。所以医疗提供者与其患者讨论是否参与研究是可接受的。这就意味着研究–医疗提供者[1]可以直接联系他们的患者，通知他们有某项研究并邀请他们参与。

无目标的联系

无目标的联系，如广告，最初的联系不涉及PHI，但PHI可在部分筛查随访过程中被收集。下辖实体内交互式网站（那些从访问网站的人群中搜集

---

1 译者注：既是医疗提供者，同时又是研究者。

信息）也可以收集 PHI 作为招募过程的一部分，因而必须符合 HIPAA 的隐私规则。

典型做法是，这类广告会通告临床试验并提供电话号码、邮箱或网址，以便感兴趣的人联系，使得研究者可获得更多信息。筛选信息（与试验的纳入 / 排除标准有关）经常从这些预期受试者处收集。如果这些筛选信息包括个人可识别身份健康信息（IIHI），一旦被交给下辖实体它就成为 PHI。如果联系电话是下辖实体的，那么 PHI 将作为患者招募的部分被收集，而且研究者必须遵从 HIPAA 隐私规则的要求。作为下辖实体成员的研究者可以为了招募目的收集和使用这些 PHI, HIPAA 关于研究开始前准备活动的条款允许这么做。

如果联系电话不是下辖实体的（例如：属于电话中心或中心管理组织），电话收集的信息就不是 PHI。如果筛选信息接下来被提交给隶属于下辖实体的研究者，它就成为 PHI。研究者进而有义务在使用 PHI 用于任何研究活动之前获得个人的授权，或经 IRB / 隐私委员会豁免授权，除非属于授权要求例外的情况（如研究前准备活动）。

一些机构和研究单位要求研究者在使用或分享用于招募目的的信息前获得授权豁免。研究者明了其机构的要求和标准操作规程非常重要。

必须提醒的是，如果研究受《通则》监管，并且招募过程涉及获取生者私人可辨识身份信息，则必须满足《通则》的要求。

研究数据库和样本库

建立和使用数据库和生物样本库受隐私规则影响。当 PHI 包含在数据库或样本库中，或当 PHI 再次从数据库或样本库移出时，下辖实体的研究者都必须遵守隐私规则。

生成数据库和样本库

除非适用于授权要求的例外，否则下辖实体必须获得患者的授权后才可以在数据库或样本库保存该患者的 PHI。如果获得数据或样本涉及与患者交流，下辖实体通常需要获得患者的授权，方可将数据或样本纳入数据库或样本库。

在一些情况下，数据库或样本库接收样本并没有与患者交流，因为数据和样本是出于其他目的而被收集，如因治疗或其他研究。在这些情况下，或可不需要授权。例如：下辖实体可以选择只获得去标识材料，或下辖实体可加入数据使用协议且只接受符合有限数据集要求的 PHI。另一个选择是在豁免授权情况下获得样本或数据。

如果样本是在 2003 年 4 月 14 日前收集的，并且有某种形式的法律许可同意收集或保存组织用于研究，则根据隐私规则的过渡条款，使用这类材料生成研究样本库可以豁免授权要求。

在收集数据或样本以生成或维持研究数据库或样本库时，如果要求授权，则下辖实体应确保已制定授权内容，以使 PHI 的使用仅限于数据库或样本库的生成。隐私规则禁止对未来非特定的研究授权。这就意味着授权必须仅限于确定的研究使用或披露 PHI，和 / 或在数据库或样本库保存 PHI。根据隐私规则，生成数据库和样本库必须区别于后续使用研究数据库和样本库，因未来使用目的尚不明确。现存数据库和样本库的 PHI 的后续使用常常可以在豁免授权下进行。

使用研究数据库和样本库中的 PHI

在隐私规则的监管下，研究者若打算使用保存在下辖实体数据库或样本库中现存的数据或组织时，他们有几个选项。第一，如果研究者不需要可辨识身份的数据，可以要求下辖实体提供去标识的数据或组织。去标识的数据与隐私规则无关。第二，研究者可以只要求下辖实体提供有限数据集。下辖实体可以向研究者提供有限数据集，但仅限签订数据使用协议后方可提供。第三，如果研究者需要超过有限数据集内容的 PHI，可以向 IRB 或隐私委员会申请豁免。如果根据陈述的研究目的使用或披露 PHI，对患者隐私的影响不大于最小风险，且符合其他豁免的条件，研究者非常有可能取得授权豁免。

招募数据库

依据"研究前准备"的授权例外原则，下辖实体也可以使用 PHI 生成潜在研究参与者的数据库。这项例外允许下辖实体能够让研究者辨识潜在受试者，而不能联系他们，也不可将 PHI 转移出下辖实体。如果研究者是下辖实体的员工，作为下辖实体医疗保健操作的一部分，研究者可以联系潜在参与者。作为另一种选择，下辖实体如果获得文件表明 IRB 或隐私委员会已经豁免使用 PHI 进行招募的所需授权，下辖实体就可以向研究者披露必要的 PHI 以联系潜在患者。但是，如果生成的潜在研究参与者数据库在未来的研究中应遵守 45CFR46 的话，这项活动必须经 IRB 批准且必须获得潜在参与者的知情同意，除非 IRB 豁免知情同意的要求。

违反通告的要求、责任与执行

违反通告的要求

当泄露的无保护 PHI 影响超过 500 人时，下辖实体和业务伙伴必须立即通告受影响的个人、HHS 秘书处和媒体。当泄露的无保护 PHI 影响少于 500 人时，必须每年向 HHS 秘书处报告。业务伙伴在有违反通告行为时，必须报告下辖实体。

是否必须通告有关部门，是需要下辖实体或业务伙伴进行仔细分析的。而读者应该就其研究场所发生的任何疑似违反通告的情况，向其机构的隐私官员、研究管理者或法律顾问寻求指导。

不遵从的责任

在 HIPAA 隐私规则颁布之后，医疗卫生行业的观点是 HIPAA 并没有被严格执行。HITECH 法案的一些条款显著推动了行动的实施，同时也增加了对不遵守规则的惩罚。2009 年，DHHS 通过了"实施最终规则暂行办法"，其对违背 HIPAA 推出了分层惩罚结构。每次违背的经济处罚为 100 美元到 5 万美元，重复违背的最高处罚上限是 150 万美元。处罚的力度是基于违规的性质和程度以及违规所导致伤害的性质和程度。下辖实体和业务伙伴"故意"违反 HIPAA 而获取以及披露 PHI，也可能面临刑事惩罚和监禁。

HIPAA 的执行责任落在了民权办公室（Office of Civil Rights, OCR），任何国内因违反 HIPAA 隐私和安全要求的惩罚金被收缴至 OCR，以作为实施行动的资金。此外，州检察长可代表本州居民对违反 HIPAA 隐私和安全规则的行为提请民事诉讼，这些诉讼产生的惩罚金被收缴至州政府。

DHHS 需要对下辖实体和业务伙伴进行定期督察以保证他们遵守隐私规则和安全规则的条款。

总结

在 HIPAA 隐私规则下进行研究需要的不只是表面形式，不只是对下辖实体依从性的格外关注。在隐私规则下，一个成功有效的研究需要所有相关各方的协作努力，包括受试者、研究者、伦理委员会、隐私委员会、合同研究组织、现场管理组织和申办方。不仅仅是下辖实体，所有涉及 PHI 进行研究的各方，都需要理解适用于每项研究活动的隐私规则要求，包括对受试者筛查、招募、数据搜集和交换，以及建立并使用研究数据库和样本库的要求。

附录 A
参考文献、资源及阅读材料

第 1 章　涉及人类患者的研究发展史回顾

Annas G, Grodin M, eds. *The Nazi Doctors and the Nuremberg Code: Human Rights in Human Experimentation.* New York, NY: Oxford University Press, 1992.

Beecher HK. *Ethics and Clinical Research.* N Engl J Med 1996; 274: 1354-60.

Caplan A, ed. *When Medicine Went Mad: Bioethics and the Holocaust.* Totowa, NJ: Humanna Press, 1992.

Ethical and Policy Issues in International Research: Clinical Trials in developing Countries. NBAC. April 2001

Faden R, ed. *Human Radiation Experiments: Final Report of the President's Advisory Committee.* New York, NY: Oxford University Press, 1996.

Faden R, Beauchamp T. *A History and Theory of Informed Consent.* New York, NY: Oxford University Press, 1986.

Jones J. *Bad Blood: The Tuskegee Syphilis Experiment.* New York, NY: Free Press, 1993.

Milgram S. *Obedience to Authority.* New York, NY: Harper & Row Publishers, Inc., 1974.

Research Involving Human Biological Materials: Ethical Issues and Policy Guidance. NBAC January 2000

Research Involving Persons with Mental Disorders That May Affect Decisionmaking Capacity. NBAC. December 1998

Third Report of the Attorney General's Research Working Group. Office of the

Maryland Attorney General, Annapolis MD: Office of the Attorney General, August 1997.

第 2 章 伦理原则及联邦法规

Belmont Report: Ethical Principles and Guidelines for the Protection of Human Subjects of Research. Federal Register Document 79-12065 (see: http://ohsr. od.nih.gov/guidelines/belmont.html).

Beauchamp TL, Childress JF. *Principles of Biomedical Ethics (5th ed.)*. New York, NY: Oxford University Press, 2001.

Food, Drug, & Cosmetic Act (see: www.fda.gov).

Levine RJ. *Ethics and Regulation of Clinical Research (2nd ed.)*. New Haven, CT: Yale University Press, 1986.

Office of Research Integrity (see: www.hhs.gov/ohrp).

office for Human Research Protection (see http://ohrp.osophs.dhhs.gov).

Vanderpool, HY. *The Ethics of Research Involving Human Subjects*. Frederick (MD): University Publishing Group, 1996

Gina Kolata, *"How Bright Promise in Cancer Testing Fell Apart."* New York Times, July 7, 2011

New York Times

(see: www.nytimes.com/2011/07/08/health/research/08genes.html).

The Economist (see: www.economist.com/node/21528593).

New England Journal of Medicine

(see: www.nejm.org/doi/full/10.1056/NEJMp078032).

Lawyersandsettlements.com

(see: www.lawyersandsettlements.com/articles/drugs-medical/ ketek-scandal-00680.html).

42 CFR 50. 102

FDA warning letter Ref. 07-HFD-45-0501

第 3 章　机构在涉及人类受试者研究中的角色与职责

21 Code of Federal Regulations(CFR)312, 314, 600, 812 and 814.

Department of Health and Human Services 45 CFR

Amdur, R. & Bankert, E. *Institutional Review Board: Management and Function.*
　Sudbury, MA: Jones and Bartlett Publishers, 2002

Food and Drug Administration (see: www.fda.gov).

Food, Drug and Cosmetic Act (see: www.fda.gov).

National institutes of Health (see: www.nih.gov).

Research Subjects Review Board (see: www.rochester.edu/rsrb).

"*Undercover tests show the institutional review board system is vulnerable to
unethical manipulation.*"GAO, March 26, 2009.

第 4 章　研究者的角色、职责及研究过程

FDA Clinical Investigator and IRB Information Sheets (see: www.fda.gov).

Harwood F. *A Professional's Guide to ACP's Certification Program For Clinical
Research Associates and Clinical Research Coordinators.* Washington, DC:
Associates of Clinical Research Professionals (ACRP).

ICH Harmonized Tripartite Guideline: Guideline For Good Clinical Practice.
(see: www.ich.org/fileadmin/Public_Web_Site/ICH_Products/Guidelines/
Efficacy/E6_R1/Step4/E6_R1_Guideline.pdf).

Mackintosh DR, Zepp VJ. *GCP Responsibilities of Investigators—Beyond the
1572.* Appl Clin Trials. 1996;5:32-40. 183 References, Resources and Suggested
Reading

Sayre JE. *GCP Quality Audit Manual (1st ed.).* Buffalo Grove, IL: Interpharm
Press;1990.

Stephen L, Papke A. *Certified Clinical Research Coordinators.* Appl Clin Trials
1995;4:58-63.

Guidance for Industry E6, Good Clinical Practice, section 4.3.1.

第 5 章　食品药品监督管理局监管的研究

21 CFR 312, 314, 600, 812 and 814.

21 CFR 803 (Investigational Devices), 600 (Postmarketing), 310 (Investigational Drugs and Biologics).

Food and Drug Administration (see: www.fda.gov).

Mackintosh DR, Zepp VJ. *GCP Responsibilities of Investigators—Beyond the 1572.* Appl Clin Trials. 1996;5:32-40.

MEDWATCH: *The FDA Medical Products Reporting Program*

O'Donnell P. *Closer to Harmonized GCP.* Appl Clin Trials 1995;4:48-53.

FDA Guidance document "*FAQ—Statement of Investigator (Form FDA1572).*" Issued May 2010, p. 15.

第 6 章　行为学研究相关问题

Beauchamp, TL, Faden RR, Wallace RJ, et al. *Ethical Issues in Social Science Research.* Baltimore, MD: Johns Hopkins University Press.

OPRR IRB Guidebook: Protecting Human Research Subjects. Washington, DC: Government Printing Office, 1993.

Belmont Report; Ethical Principles and Guidelines for the Protection of Human Subjects Research. Federal Register Document 79-12065

Bankert EA and Amdur, RJ (eds): *Institutional Review Board: Management and Function 2nd Edition*; Boston Jones and Bartlett Publishers;2006

National Science Foundation: Interpreting the Common Rule for the Protection of Human Subjects for Behavioral and Social Science Research www.nsf.gov/bfa/dias/policy/hsfaqs.jsp

45 CFR Part 46

C.K.Gunsalus et al, *The Illinois White Paper: Improving the System for Protecting Human Subjects: Counteracting"Mission Creep,"* Qualitative Inquiry 2007 13:617.

Human Subject Regulations Decision Charts, The Office for Human Subjects Protections (2004)

www.hhs.gov/ohrp/policy/checklists/decisioncharts.html

OHRP - Guidance on Research Involving Coded Private Information or Biological
Specimens (2008)

www.hhs.gov/ohrp/policy/cdebiol.html

Human Subjects Protection Resource Book, U.S. Department of Energy 2006

http://humansubjects.energy.gov/doe-resources/files/HumSubj Protect-
ResourceBook.pdf

WIRB Investigator Handbook: A Guide for Researchers

www.wirb.com/Pages/DownloadForms1d.aspx

WIRB Initial Review Submission Form

www.wirb.com/Pages/DownloadForms.aspx

Professional organizations:

American Anthropology Association:

www.aaanet.org

American Educational Research Association:

www.aera.net

American Folklore Society:

www.afsnet.org

American Historical Association:

www.historians.org

Association of Internet Researchers:

http://aoir.org

American Political Science Association:

www.apsanet.org

American Psychological Association:

www.apa.org

American Sociological Association:

www.asanet.org

Oral History Association:

www.oralhistory.org

第 7 章   研究结果的发表

Berg JA, Mayor GH. *A study in normal human volunteers to compare the rate and extent of levothyroxine absorption from Synthroid and Levoxine.* J Clin Pharmacol 1992;32:1135-40.

Blumenthal D, Campbell EG, Anderson MS, et al. *Withholding research results by academic life scientists: evidence from a national survey of faculty.* JAMA 1997; 277:1224-1228.

Cohen W, Florida R, Goe WR. *University-industry research centers in the United States.* Pittsburgh, PA: Carnegie Mellon University Press, 1994.

Committee on Science, Engineering, and Public Policy. *On Being A Scientist: Responsible Conduct in Research, (2nd edition).* Washington, DC: National Academy of Sciences, National Academy of Engineering, Institute of Medicine, National Academy Press, 1995.

Dong BJ, Harck WW, Gambertoglio JG, et al. *Bioequivalence of generic and brand-name levothyroxine products in the treatment of hypothyroidism.* JAMA 1997; 277:1205-1213.

King R. *Bitter pill: how a drug company paid for university study, then undermined it.* Wall Street Journal. April 25, 1996:1

Lafollette MC. *Stealing into Print.* Los Angeles, CA: University of California Press, 1992.

Rennie D. *Thyroid storm.* JAMA 1997; 277:1238-1243.

第 8 章   研究中的利益冲突

Office for Human Research Protection. *Draft Interim guidelines: Financial relationships in clinical research: Issues for institutions, clinical investigators, and irbs to consider when dealing with issues of financial interests and human subject protection.* 1-10-2001

(see: www.hhs.gov/ohrp/archive/humansubjects/finreltn/fguid.pdf).

American Society of Gene Therapy. *Policy of The American Society of Gene*

Therapy on Financial Conflict of Interest in Clinical Research. American Society of Gene Therapy. 4-5-2000.

Task Force on Research Accountability: Report on individual and institutional financial conflict of interest. Association of American Universities, 2001.

Task Force on Financial Conflicts of Interest in Clinical Research: Protecting subjects, preserving trust, promoting progress—policy and guidelines for the oversight of individual financial interest in human subjects research. Association of American Medical Colleges, 2001.

21 CFR 54 Financial Disclosure by Clinical Investigators, 63 Federal Register 5250, Feb. 2, 1998.

第 9 章 知情同意——提高篇

A History and Theory of Informed Consent; Faden & Beauchamp; Oxford University Press; New York; 1986

Medical Research and the Principle of Respect for Persons in Non-Western Cultures; ijsselmuiden & Faden; in The Ethics of Research Involving Human Subjects; Vanderpool; University Publishing Group; Frederick, MD

第 10 章 基于社区的定性研究

The American Anthropological Association's Code of Ethics (see: www.aaanet. org).

American Public Health Association guidelines (see: www.apha.org).

第 11 章 遗传学研究中的伦理问题

Genetic Testing and Screening in the Age of Genomic Medicine by the New York State Task Force on Life and the Law, 2001

NIH Guidelines for Research Involving Recombinant DNA Molecules [NIH Guidelines]

(see: http://oba.od.nih.gov/rdna/nih_guidelines_oba.html).

President's Council on Bioethics (see: http://bioethics.gov).

第 12 章　临床研究中的特殊伦理关注

WMA. *5th Revision of the Declaration of Helsinki*. General Assembly. Edinburgh, Scotland; October 2000

Temple R, Ellenberg S. *Placebo controlled trials and active-control trials in the evaluation of new treatments. Part 1: Ethical and scientific issues*. Ann Intern Med. 2000;133:455-63.

Ellenberg S, Temple R. *Placebo controlled trials and active-control trials in the evaluation of new treatments. Part 2: Practical Issues and Specific Cases*. Ann Intern Med. 2000;133:464-70.

Rothman KJ, Michels KB. *The continuing unethical use of placebo controls*. N Engl J Med. 1994;331:394-8.

第 13 章　临床试验受试者的招募与挽留

A Word From Study Volunteers, Opinions and Experiences of Clinical Trial Participants, Center Watch survey of 1,050 study volunteers 1999/2000, p. 1-5.

W.M.Vollmer et. al., *Recruiting Children and Their Families for Clinical Trials: A Case Study*. Controlled Clinical Trials 1992;13(4):315-20.

Gorelick, et. al., *The Recruitment Triangle: reasons why African Americans Enroll, Refuse to Enroll, or voluntarily withdraw from a Clinical Trial*, JAMA, 90(3)141-5, 1998 Mar.

Gorelick, fn. 6; El Sadr, et. al, *The Challenges of Minority Recruitment in Clinical Trials for AIDS*, JAMA 1992; 267(7):954-7.

Guideline for the Study and Evaluation of Gender Differences in the Clinical Evaluation of Drugs, 58 FR 139, 39406-39416, July 22, 1993.

National Institutes of Health, *Outreach Notebook for the NIH Guidelines on Inclusion of women and Minorities as Subjects in Clinical Research*, 1994.

21 CFR 312.7(a) (promotion of investigational drugs); 21 CFR 812.7 (d) (promotion of investigational devices).

21 CFR 50.20

45 CFR 46.116

FDA IRB Information Sheets, *Recruiting Study Subjects*, 9/98.

Silagy, et al, *Comparison of Recruitment Strategies for a Large-Scale Clinical Trial in the Elderly*, J. Clinical Epidemiology, Vol, 33, No 10, 1105-1114, 1991.

Health Insurance Portability and Accountability Act of 1996, Public Law 104-191, August 21, 1996.

Good Clinical Practice Monthly Bulletin, August 2000, p6.

Zisson, S., *Call Centers Dial Up for Patients*, CenterWatch 2001;8(3):1-10.

Nathan, RA, *How Important is Patient Recruitment in Performing Clinical Trials?*, J. Of Asthma 1999:36 (3), 213-216.

A Guide to Patient Recruitment and Retention, edited by Diana L. Anderson-Foster, Ph.D.

"Drug Development: Economic and Operating Realities." R&D Leadership Summit, Getz, Ken. Feb. 3, 2011.

FDA *Guidance for IRBs and Clinical Investigators*, September 1998.

第 14 章　关于二级受试者、人体组织标本和已有记录的回顾研究

45 CFR Part 46.101 (b)(4)

45 CFR Part 46.116(d)

45 CFR Part 56.101(b)(4)

21 CFR Parts 50 and 56

21 CFR 812

Botkin, *Protecting the Privacy of Family Members in Survey and Pedigree Research*, 285(2)JAMA 207-211(January 10, 2001).

National Human Research Protections Advisory Committee(NHRPAC), *Clarification of the Status of Third Parties when Referenced by Human Subjects in Research*, January 2002.

National Bioethics Advisory Committee, *Research Involving Human Biological Materials: Ethical Issues and Policy Guidance*, Volumes I and II, August 1999.

Amdur and Biddle, *Institutional Review Board Approval and Publication of Human Research Results*, 277 (11) JAMA 909-914 (March 19, 1997).

Moore v. Regents of the University of California, 793 P.2d 479 (Cal. 1990).

Colorado Revised Statute 10-3-1104.7, *Genetic Testing—declaration—limitations of disclosure of information—liability—legislative declaration*," 1994.

Office for Protection from Research Risks (OPRR), "*Exculpatory Language*" in *Informed Consents*, November 15, 1996, accessed April 29, 2002 (see: www.hhs.gov/ohrp/policy/exculp.html).

Food and Drug Administration, *Information Sheets: Guidance for Investigators and irbs, Frequently Asked Questions*, 14, 1998, accessed April 29, 2002 (see: www.fda.gov/oc/ohrt/irbs/faqs.html#InformedConsent DocumentContent).

Institute of Medicine, *Protecting Data Privacy in Health Services Research*, 2000, accessed online May 1, 2002 (see: www.nap.edu/catalog/9952.html).

"*Guidance on Research Involving Coded Private Information or Biological Specimens*" (see: www.hhs.gov/ohrp/policy/cdebiol.html).

第 15 章　HIPAA 隐私规则在研究中的实施

45 CFR Parts 160 and 164

Barnes, Mark; Kulynych, Jennifer, *HIPAA and Human Subjects Research: A Question & Answer Reference Guide*, March 2003, Barnett International

Information For Covered Entities And Researchers On Authorizations For Research Uses Or Disclosures Of Protected Health Information (see http://privacyruleandresearch.nih.gov/authorization.asp).

Clinical Research and the HIPAA Privacy Rule (see http://privacyruleandresearch.nih.gov/clin_research.asp).

Protecting Personal Health Information in Research: Understanding the HIPAA Privacy Rule (see http://privacyruleandresearch.nih.gov/pr_02.asp).

Institutional Review Boards and the HIPAA Privacy Rule

(see http://privacyruleandresearch.nih.gov/irbandprivacyrule.asp).

Privacy Boards and the HIPAA Privacy Rule

(see http://privacyruleandresearch.nih.gov/irbandprivacyrule.asp).

Research Repositories, Databases, and the HIPAA Privacy Rule

(see http://privacyruleandresearch.nih.gov/research_repositories.asp).

附录 B

贝尔蒙报告

Ethical Principles & Guidelines for Research Involving Human Subjects

Scientific research has produced substantial social benefits. It has also posed some troubling ethical questions. Public attention was drawn to these questions by reported abuses of human subjects in biomedical experiments, especially during the second world war. During the Nuremberg war Crime Trials, the Nuremberg code was drafted as a set of standards for judging physicians and scientists who had conducted biomedical experiments on concentration camp prisoners. This code became the prototype of many later codes[1] intended to assure that research involving human subjects would be carried out in an ethical manner.

The codes consist of rules, some general, others specific, that guide the investigators or the reviewers of research in their work. Such rules often are inadequate to cover complex situations; at times they come into conflict, and they are frequently difficult to interpret or apply. Broader ethical principles will provide a basis on which specific rules may be formulated, criticized and interpreted.

Three principles, or general prescriptive judgments, that are relevant to research involving human subjects are identified in this statement. Other principles may also be relevant. These three are comprehensive, however, and are stated at a level of generalization that should assist scientists, subjects, reviewers and interested citizens to understand the ethical issues inherent in research involving human subjects. These principles cannot always be applied so as to resolve beyond dispute particular ethical problems. The objective is to provide an analytical framework that will guide the resolution of ethical problems arising from research involving human subjects.

This statement consists of a distinction between research and practice, a discussion of the three basic ethical principles, and remarks about the application of these principles.

Part A: Boundaries Between Practice & Research

A. Boundaries Between Practice and Research

It is important to distinguish between biomedical and behavioral research, on the one hand, and the practice of accepted therapy on the other, in order to know what activities ought to undergo review for the protection of human subjects of research. The distinction between research and practice is blurred partly because both often occur together (as in research designed to evaluate a therapy) and partly because notable departures from standard practice are often called "experimental" when the terms "experimental" and "research" are not carefully defined.

For the most part, the term "practice" refers to interventions that are designed solely to enhance the well-being of an individual patient or client and that have a reasonable expectation of success. The purpose of medical or behavioral practice is to provide diagnosis, preventive treatment or therapy to particular individuals. [2] By contrast, the term "research" designates an activity designed to test an hypothesis, permit conclusions to be drawn, and thereby to develop or contribute to generalizable knowledge (expressed, for example, in theories, principles, and statements of relationships). Research is usually described in a formal protocol that sets forth an objective and a set of procedures designed to reach that objective.

When a clinician departs in a significant way from standard or accepted practice, the innovation does not, in and of itself, constitute research. The fact that a procedure is "experimental," in the sense of new, untested or different, does not automatically place it in the category of research. Radically new procedures of this description should, however, be made the object of formal research at an early stage in order to determine whether they are safe and effective. Thus, it is the responsibility of medical practice committees, for example, to insist that a major innovation be incorporated into a formal research project. [3]

Research and practice may be carried on together when research is designed to evaluate the safety and efficacy of a therapy. This need not cause any confusion regarding whether or not the activity requires review; the general rule is that if there is any element of research in an activity, that activity should undergo review for the protection of human subjects.

Part B: Basic Ethical Principles

B. Basic Ethical Principles

The expression "basic ethical principles" refers to those general judgments that serve as a basic justification for the many particular ethical prescriptions and evaluations of human actions. Three basic principles, among those generally accepted in our cultural tradition, are particularly relevant to the ethics of research involving human subjects: the principles of respect of persons, beneficence and justice.

1. Respect for Persons. — Respect for persons incorporates at least two ethical convictions: first, that individuals should be treated as autonomous agents, and second, that persons with diminished autonomy are entitled to protection. The principle of respect for persons thus divides into two separate moral requirements: the requirement to acknowledge autonomy and the requirement to protect those with diminished autonomy.

An autonomous person is an individual capable of deliberation about personal goals and of acting under the direction of such deliberation. To respect autonomy is to give weight to autonomous persons' considered opinions and choices while refraining from obstructing their actions unless they are clearly detrimental to others. To show lack of respect for an autonomous agent is to repudiate that person's considered judgments, to deny an individual the freedom to act on those considered judgments, or to withhold information necessary to make a considered judgment, when there are no compelling reasons to do so.

However, not every human being is capable of self-determination. The capacity for self-determination matures during an individual's life, and some individuals lose this capacity wholly or in part because of illness, mental disability, or circumstances that severely restrict liberty. Respect for the immature and the incapacitated may require protecting them as they mature or while they are incapacitated.

Some persons are in need of extensive protection, even to the point of excluding them from activities which may harm them; other persons require little protection beyond making sure they undertake activities freely and with awareness of possible adverse consequence. The extent of protection afforded should depend upon the risk of harm and the likelihood of benefit. The judgment that any individual lacks autonomy should be periodically reevaluated and will vary in different situations.

In most cases of research involving human subjects, respect for persons demands that subjects enter into the research voluntarily and with adequate information. In some situations, however, application of the principle is not obvious. The involvement of prisoners as subjects of research provides an instructive example. On the one hand, it would seem that the principle of respect for persons requires that prisoners not be deprived of the opportunity to volunteer for research. On the other hand, under prison conditions they may be subtly coerced or unduly influenced to engage in research activities for which they would not otherwise volunteer. Respect for persons would then dictate that prisoners be protected. Whether to allow prisoners to "volunteer" or to "protect" them presents a dilemma. Respecting persons, in most hard cases, is often a matter of balancing competing claims urged by the principle of respect itself.

2. Beneficence. — Persons are treated in an ethical manner not only by respecting their decisions and protecting them from harm, but also by making efforts to secure their well-being. Such treatment falls under the principle of beneficence. The term "beneficence" is often understood to cover acts of kindness or charity that go beyond strict obligation. In this document, beneficence is understood in a stronger sense, as an obligation. Two general rules have been formulated as complementary expressions of beneficent actions in this sense: (1) do not harm and (2) maximize possible benefits and minimize possible harms.

The Hippocratic maxim "do no harm" has long been a fundamental principle of medical ethics. Claude Bernard extended it to the realm of research, saying that one should not injure one person regardless of the benefits that might come to others. However, even avoiding harm requires learning what is harmful; and, in the process of obtaining this information, persons may be exposed to risk of harm. Further, the Hippocratic Oath requires physicians to benefit their patients "according to their best judgment." Learning what will in fact benefit may require exposing persons to risk. The problem posed by these imperatives is to decide when it is justifiable to seek certain benefits despite the risks involved, and when the benefits should be foregone because of the risks.

The obligations of beneficence affect both individual investigators and society at large, because they extend both to particular research projects and to the entire enterprise of research. In the case of particular projects, investigators and members of their institutions are obliged to give forethought to the maximization of benefits and the reduction of risk that might occur from the research investigation. In the case of scientific research in general, members of the larger society are obliged to recognize the longer term benefits and risks that may result from the improvement of knowledge and from the development of novel medical, psychotherapeutic, and social procedures.

The principle of beneficence often occupies a well-defined justifying role in many areas of research involving human subjects. An example is found in research involving children. Effective ways of treating childhood diseases and fostering healthy development are benefits that serve to justify research involving children — even when individual research subjects are not direct beneficiaries. Research also makes it possible to avoid the harm that may result from the application of previously accepted routine practices that on closer investigation turn out to be dangerous. But the role of the principle of beneficence is not always so unambiguous. A difficult ethical problem remains, for example, about research that presents more than minimal risk without immediate prospect of direct benefit to the children involved. Some have argued that such research is inadmissible, while others have pointed out that this limit would rule out much research promising great benefit to children in the future. Here again, as with all hard cases, the different claims covered by the principle of beneficence may come into conflict and force difficult choices.

3. Justice. — Who ought to receive the benefits of research and bear its burdens? This is a question of justice, in the sense of "fairness in distribution" or "what is deserved." An injustice occurs when some benefit to which a person is entitled is denied without good reason or when some burden is imposed unduly. Another way of conceiving the principle of justice is that equals ought to be treated equally. However, this statement requires explication. Who is equal and who is unequal? What considerations justify departure from equal distribution? Almost all commentators allow that distinctions based on experience, age, deprivation, competence, merit and position do sometimes constitute criteria justifying differential treatment for certain purposes. It is necessary, then, to explain in what respects people should be treated equally. There are several widely accepted formulations of just ways to distribute burdens and benefits. Each formulation mentions some relevant property on the basis of which burdens and benefits should be distributed. These formulations are (1) to each person an equal share, (2) to each person according to individual need, (3) to each person according to individual effort, (4) to each person according to societal contribution, and (5) to each person according to merit.

Questions of justice have long been associated with social practices such as punishment, taxation and political representation. Until recently these questions have not generally been associated with scientific research. However, they are foreshadowed even in the earliest reflections on the ethics of research involving human subjects. For example, during the 19th and early 20th centuries the burdens of serving as research subjects fell largely upon poor ward patients, while the benefits of improved medical care flowed primarily to private patients. Subsequently, the exploitation of unwilling prisoners as research subjects in Nazi concentration camps was condemned as a particularly flagrant injustice. In this country, in the 1940s, the Tuskegee syphilis study used disadvantaged, rural black men to study the untreated course of a disease that is by no means confined to that population. These subjects were deprived of demonstrably effective treatment in order not to interrupt the project, long after such treatment became generally available.

Against this historical background, it can be seen how conceptions of justice are relevant to research involving human subjects. For example, the selection of research subjects needs to be scrutinized in order to determine whether some classes (e.g., welfare patients, particular racial and ethnic minorities, or persons confined to institutions) are being systematically selected simply because of their easy availability, their compromised position, or their manipulability, rather than for reasons directly related to the problem being studied. Finally, whenever research supported by public funds leads to the development of therapeutic devices and procedures, justice demands both that these not provide advantages only to those who can afford them and that such research should not unduly involve persons from groups unlikely to be among the beneficiaries of subsequent applications of the research.

Part C: Applications

C. Applications

Applications of the general principles to the conduct of research leads to consideration of the following requirements: informed consent, risk/benefit assessment, and the selection of subjects of research.

1. Informed Consent. — Respect for persons requires that subjects, to the degree that they are capable, be given the opportunity to choose what shall or shall not happen to them. This opportunity is provided when adequate standards for informed consent are satisfied.

While the importance of informed consent is unquestioned, controversy prevails over the nature and possibility of an informed consent. Nonetheless, there is widespread agreement that the consent process can be analyzed as containing three elements: information, comprehension and voluntariness.

Information. Most codes of research establish specific items for disclosure intended to assure that subjects are given sufficient information. These items generally include: the research procedure, their purposes, risks and anticipated benefits, alternative procedures (where therapy is involved), and a statement offering the subject the opportunity to ask questions and to withdraw at any time from the research. Additional items have been proposed, including how subjects are selected, the person responsible for the research, etc.

However, a simple listing of items does not answer the question of what the standard should be for judging how much and what sort of information should be provided. One standard frequently invoked in medical practice, namely the information commonly provided by practitioners in the field or in the locale, is inadequate since research takes place precisely when a common understanding does not exist. Another standard, currently popular in malpractice law, requires the practitioner to reveal the information that reasonable persons would wish to know in order to make a decision regarding their care. This, too, seems insufficient since the research subject, being in essence a volunteer, may wish to know considerably more about risks gratuitously undertaken than do patients who deliver themselves into the hand of a clinician for needed care. It may be that a standard of "the reasonable volunteer" should be proposed: the extent and nature of information should be such that persons, knowing that the procedure is neither necessary for their care nor perhaps fully understood, can decide whether they wish to participate in the furthering of knowledge. Even when some direct benefit to them is anticipated, the subjects should understand clearly the range of risk and the voluntary nature of participation.

A special problem of consent arises where informing subjects of some pertinent aspect of the research is likely to impair the validity of the research. In many cases, it is sufficient to indicate to subjects that they are being invited to participate in research of which some features will not be revealed until the research is concluded. In all cases of research involving incomplete disclosure, such research is justified only if it is clear that (1) incomplete disclosure is truly necessary to accomplish the goals of the research, (2) there are no undisclosed risks to subjects that are more than minimal, and (3) there is an adequate plan for debriefing subjects, when appropriate, and for dissemination of research results to them. Information about risks should never be withheld for the purpose of eliciting the cooperation of subjects, and truthful answers should always be given to direct questions about the research. Care should be taken to distinguish cases in which disclosure would destroy or invalidate the research from cases in which disclosure would simply inconvenience the investigator.

Comprehension. The manner and context in which information is conveyed is as important as the information itself. For example, presenting information in a disorganized and rapid fashion, allowing too little time for consideration or curtailing opportunities for questioning, all may adversely affect a subject's ability to make an informed choice.

Because the subject's ability to understand is a function of intelligence, rationality, maturity and language, it is necessary to adapt the presentation of the information to the subject's capacities. Investigators are responsible for ascertaining that the subject has comprehended the information. While there is always an obligation to ascertain that the information about risk to subjects is complete and adequately comprehended, when the risks are more serious, that obligation increases. On occasion, it may be suitable to give some oral or written tests of comprehension.

Special provision may need to be made when comprehension is severely limited — for example, by conditions of immaturity or mental disability. Each class of subjects that one might consider as incompetent (e.g., infants and young children, mentally disable patients, the terminally ill and the comatose) should be considered on its own terms. Even for these persons, however, respect requires giving them the opportunity to choose to the extent they are able, whether or not to participate in research. The objections of these subjects to involvement should be honored, unless the research entails providing them a therapy unavailable elsewhere. Respect for persons also requires seeking the permission of other parties in order to protect the subjects from harm. Such persons are thus respected both by acknowledging their own wishes and by the use of third parties to protect them from harm.

The third parties chosen should be those who are most likely to understand the incompetent subject's situation and to act in that person's best interest. The person authorized to act on behalf of the subject should be given an opportunity to observe the research as it proceeds in order to be able to withdraw the subject from the research, if such action appears in the subject's best interest.

Voluntariness. An agreement to participate in research constitutes a valid consent only if voluntarily given. This element of informed consent requires conditions free of coercion and undue influence. Coercion occurs when an overt threat of harm is intentionally presented by one person to another in order to obtain compliance. Undue influence, by contrast, occurs through an offer of an excessive, unwarranted, inappropriate or improper reward or other overture in order to obtain compliance. Also, inducements that would ordinarily be acceptable may become undue influences if the subject is especially vulnerable.

Unjustifiable pressures usually occur when persons in positions of authority or commanding influence — especially where possible sanctions are involved — urge a course of action for a subject. A continuum of such influencing factors exists, however, and it is impossible to state precisely where justifiable persuasion ends and undue influence begins. But undue influence would include actions such as manipulating a person's choice through the controlling influence of a close relative and threatening to withdraw health services to which an individual would otherwise be entitle.

2. Assessment of Risks and Benefits. — The assessment of risks and benefits requires a careful arrayal of relevant data, including, in some cases, alternative ways of obtaining the benefits sought in the research. Thus, the assessment presents both an opportunity and a responsibility to gather systematic and comprehensive information about proposed research. For the investigator, it is a means to examine whether the proposed research is properly designed. For a review committee, it is a method for determining whether the risks that will be presented to subjects are justified. For prospective subjects, the assessment will assist the determination whether or not to participate.

The Nature and Scope of Risks and Benefits. The requirement that research be justified on the basis of a favorable risk/benefit assessment bears a close relation to the principle of beneficence, just as the moral requirement that informed consent be obtained is derived primarily from the principle of respect for persons. The term "risk" refers to a possibility that harm may occur. However, when expressions such as "small risk" or "high risk" are used, they usually refer (often ambiguously) both to the chance (probability) of experiencing a harm and the severity (magnitude) of the envisioned harm.

The term "benefit" is used in the research context to refer to something of positive value related to health or welfare. Unlike, "risk," "benefit" is not a term that expresses probabilities. Risk is properly contrasted to probability of benefits, and benefits are properly contrasted with harms rather than risks of harm. Accordingly, so-called risk/benefit assessments are concerned with the probabilities and magnitudes of possible harm and anticipated benefits. Many kinds of possible harms and benefits need to be taken into account. There are, for example, risks of psychological harm, physical harm, legal harm, social harm and economic harm and the corresponding benefits. While the most likely types of harms to research subjects are those of psychological or physical pain or injury, other possible kinds should not be overlooked.

Risks and benefits of research may affect the individual subjects, the families of the individual subjects, and society at large (or special groups of subjects in society). Previous codes and Federal regulations have required that risks to subjects be outweighed by the sum of both the anticipated benefit to the subject, if any, and the anticipated benefit to society in the form of knowledge to be gained from the research. In balancing these different elements, the risks and benefits affecting the immediate research subject will normally carry special weight. On the other hand, interests other than those of the subject may on some occasions be sufficient by themselves to justify the risks involved in the research, so long as the subjects' rights have been protected. Beneficence thus requires that we protect against risk of harm to subjects and also that we be concerned about the loss of the substantial benefits that might be gained from research.

The Systematic Assessment of Risks and Benefits. It is commonly said that benefits and risks must be "balanced" and shown to be "in a favorable ratio." The metaphorical character of these terms draws attention to the difficulty of making precise judgments. Only on rare occasions will quantitative techniques be available for the scrutiny of research protocols. However, the idea of systematic, non-arbitrary analysis of risks and benefits should be emulated insofar as possible. This ideal requires those making decisions about the justifiability of research to be thorough in the accumulation and assessment of information about all aspects of the research, and to consider alternatives systematically. This procedure renders the assessment of research more rigorous and precise, while making communication between review board members and investigators less subject to misinterpretation, misinformation and conflicting judgments. Thus, there should first be a determination of the validity of the presuppositions of the research; then the nature, probability and magnitude of risk should be distinguished with as much clarity as possible. The method of ascertaining risks should be explicit, especially where there is no alternative to the use of such vague categories as small or slight risk. It should also be determined whether an investigator's estimates of the probability of harm or benefits are reasonable, as judged by known facts or other available studies.

Finally, assessment of the justifiability of research should reflect at least the following considerations: (i) Brutal or inhumane treatment of human subjects is never morally justified. (ii) Risks should be reduced to those necessary to achieve the research objective. It should be determined whether it is in fact necessary to use human subjects at all. Risk can perhaps never be entirely eliminated, but it can often be reduced by careful attention to alternative procedures. (iii) When research involves significant risk of serious impairment, review committees should be extraordinarily insistent on the justification of the risk (looking usually to the likelihood of benefit to the subject — or, in some rare cases, to the manifest voluntariness of the participation). (iv) When vulnerable populations are involved in research, the appropriateness of involving them should itself be demonstrated. A number of variables go into such judgments, including the nature and degree of risk, the condition of the particular population involved, and the nature and level of the anticipated benefits. (v) Relevant risks and benefits must be thoroughly arrayed in documents and procedures used in the informed consent process.

3. Selection of Subjects. — Just as the principle of respect for persons finds expression in the requirements for consent, and the principle of beneficence in risk/benefit assessment, the principle of justice gives rise to moral requirements that there be fair procedures and outcomes in the selection of research subjects.

Justice is relevant to the selection of subjects of research at two levels: the social and the individual. Individual justice in the selection of subjects would require that researchers exhibit fairness: thus, they should not offer potentially beneficial research only to some patients who are in their favor or select only "undesirable" persons for risky research. Social justice requires that distinction be drawn between classes of subjects that ought, and ought not, to participate in any particular kind of research, based on the ability of members of that class to bear burdens and on the appropriateness of placing further burdens on already burdened persons. Thus, it can be considered a matter of social justice that there is an order of preference in the selection of classes of subjects (e.g., adults before children) and that some classes of potential subjects (e.g., the institutionalized mentally infirm or prisoners) may be involved as research subjects, if at all, only on certain conditions.

Injustice may appear in the selection of subjects, even if individual subjects are selected fairly by investigators and treated fairly in the course of research. Thus injustice arises from social, racial, sexual and cultural biases institutionalized in society. Thus, even if individual researchers are treating their research subjects fairly, and even if IRBs are taking care to assure that subjects are selected fairly within a particular institution, unjust social patterns may nevertheless appear in the overall distribution of the burdens and benefits of research. Although individual institutions or investigators may not be able to resolve a problem that is pervasive in their social setting, they can consider distributive justice in selecting research subjects.

Some populations, especially institutionalized ones, are already burdened in many ways by their infirmities and environments. When research is proposed that involves risks and does not include a therapeutic component, other less burdened classes of persons should be called upon first to accept these risks of research, except where the research is directly related to the specific conditions of the class involved. Also, even though public funds for research may often flow in the same directions as public funds for health care, it seems unfair that populations dependent on public health care constitute a pool of preferred research subjects if more advantaged populations are likely to be the recipients of the benefits.

One special instance of injustice results from the involvement of vulnerable subjects. Certain groups, such as racial minorities, the economically disadvantaged, the very sick, and the institutionalized may continually be sought as research subjects, owing to their ready availability in settings where research is conducted. Given their dependent status and their frequently compromised capacity for free consent, they should be protected against the danger of being involved in research solely for administrative convenience, or because they are easy to manipulate as a result of their illness or socioeconomic condition.

[1] Since 1945, various codes for the proper and responsible conduct of human experimentation in medical research have been adopted by different organizations. The best known of these codes are the Nuremberg Code of 1947, the Helsinki Declaration of 1964 (revised in 1975), and the 1971 Guidelines (codified into Federal Regulations in 1974) issued by the U.S. Department of Health, Education, and Welfare Codes for the conduct of social and behavioral research have also been adopted, the best known being that of the American Psychological Association, published in 1973.

[2] Although practice usually involves interventions designed solely to enhance the well-being of a particular individual, interventions are sometimes applied to one individual for the enhancement of the well-being of another (e.g., blood donation, skin grafts, organ transplants) or an intervention may have the dual purpose of enhancing the well-being of a particular individual, and, at the

same time, providing some benefit to others (e.g., vaccination, which protects both the person who is vaccinated and society generally). The fact that some forms of practice have elements other than immediate benefit to the individual receiving an intervention, however, should not confuse the general distinction between research and practice. Even when a procedure applied in practice may benefit some other person, it remains an intervention designed to enhance the well-being of a particular individual or groups of individuals; thus, it is practice and need not be reviewed as research.

[3] Because the problems related to social experimentation may differ substantially from those of biomedical and behavioral research, the Commission specifically declines to make any policy determination regarding such research at this time. Rather, the Commission believes that the problem ought to be addressed by one of its successor bodies.

附录 C
联邦法规

第 21 卷——食品与药品

第 11 部分——电子记录；电子签名

https://www.ecfr.gov/cgi-bin/text-idx?SID=6a37cfe4d892b7a5bbf3467bded0d4a7&mc=true&node=pt21.1.11&rgn=div5

第 50 部分——人类受试者保护

https://www.ecfr.gov/cgi-bin/text-idx?SID=6a37cfe4d892b7a5bbf3467bded0d4a7&mc=true&node=pt21.1.50&rgn=div5

第 54 部分——临床研究者的经济声明

https://www.ecfr.gov/cgi-bin/text-idx?SID=6a37cfe4d892b7a5bbf3467bded0d4a7&mc=true&node=pt21.1.54&rgn=div5

第 56 部分——伦理审查委员会

https://www.ecfr.gov/cgi-bin/text-idx?SID=6a37cfe4d892b7a5bbf3467bded0d4a7&mc=true&node=pt21.1.56&rgn=div5

第 312 部分——新药临床试验申请

https://www.ecfr.gov/cgi-bin/text-idx?SID=45b4c61048a3496a212a77f8902407a9&mc=true&node=pt21.5.312&rgn=div5

第 314 部分——FDA 批准新药上市申请

https://www.ecfr.gov/cgi-bin/text-idx?SID=45b4c61048a3496a212a77f8902407a
9&mc=true&node=pt21.5.314&rgn=div5

第 812 部分——器械临床试验豁免

https://www.ecfr.gov/cgi-bin/text-idx?SID=38e3f3cdb1239ce08ea47065cc898170
&mc=true&node=pt21.8.812&rgn=div5

第 814 部分——医疗器械上市前批准

https://www.ecfr.gov/cgi-bin/text-idx?SID=38e3f3cdb1239ce08ea47065cc898170
&mc=true&node=pt21.8.814&rgn=div5

第 45 卷——公共福利

第 46 部分——人类受试者保护

https://www.ecfr.gov/cgi-bin/text-idx?SID=c8a8876e68231132f7b19cd469bd7b8
3&mc=true&node=pt45.1.46&rgn=div5

附录 D
名词解释

Adverse Event (AE)

不良事件

与研究相关的任何不利或意外的事件。

Association for the Accreditation of Human Research Protection Programs (AAHRPP)

人类研究保护项目认证协会

一个认证伦理委员会的组织，目标是帮助并确保所有的人类研究参与者都受到尊重和保护，免受伤害。

Accountability Records

清单记录

表格是用来提供证据证明，在药物或器械的研究结束后，所有材料可清点，材料最终处置可控。

Adverse Event Reports

不良事件报告

研究者向申办者、伦理委员会和 FDA 报告所有严重不良事件、伤害和死亡。

Assent

赞同

儿童表达同意参加临床研究的肯定性意见。

Assurance

承诺

联邦政府准许机构可继续开展研究的文书，可以是对单个或多个项目。

Belmont Report

贝尔蒙报告

人类受试者研究保护的伦理原则和指南。奠定伦理原则基石的文件。基于对人的尊重、善行和公平的受试者保护联邦规章。

Beneficence

善行

无伤害，利益最大化，而风险最小化。

Bioresearch Monitoring Program (BIMO)

生物研究监控规划

FDA 的视察程序，对 FDA 监管的研究进行常规和有因稽查。

Case Report Forms

病例报告表

一种研究文件用以记录每一位受试者所有方案要求的数据。

Certificates of Confidentiality

保密证明

由美国国家卫生研究院和其他 DHHS 机构颁发，通过保护研究者和机构避免其被迫公开能够识别研究受试者身份的信息（即强制披露），以保护受试者的隐私。

Certified Clinical Research Coordinator (CCRC)

持证临床研究协调员

具有两年以上临床研究协调员的经验，并通过认证所需的程序和考试。

Certified IRB Professional (CIP)

持证伦理委员会专业人员

具有两年以上伦理委员会行政人员的经验，并通过认证所需的考试。

Clinical Research

临床研究

涉及人类受试者的药物、生物或器械研究，目的是发现潜在有益作用，和 /
或确定其安全性和有效性。也叫做临床调研。请注意，本手册中，这个词只
应用于 FDA 使用的狭义表达。因此，它并不包括所有在临床背景下开展的
研究（如卫生服务研究）。参见"以患者为中心的研究"词条。

Clinical Research Associate (CRA)

临床研究助理

受雇于申办者或合同研究组织，监查所有参加单位临床研究的人。请参见
"监查"词条。

Clinical Research Coordinator (CRC)

临床研究协调员

临床研究各中心的管理者。其职责由研究者委托。也被称为科研、研究或医
疗协调员，数据管理者，科研护士或项目护士。

Clinical Study Materials

临床研究资料

由申办者提供给研究者的研究资料（即试验品、实验室物资、病例报告表）。

Clinical Trial Steering Committee

临床试验指导委员会

由申办者委任的委员会，进行研究设计，确保研究质量，并完成最后的研究
报告。委员会通常由研究者、申办者代表和不直接参与该研究的专家组成。

Common Rule
通则

1991 年发表的协议，为一系列共同的法规，涵盖所有联邦政府资助的和联邦政府实施的研究。

Consent Form
同意书

包含所有相关研究信息，用通俗语言加以解释，记录受试者自愿参加研究的文件。应呈递给受试者并由受试者签字。

Contract Research Organization (CRO)
合同研究组织

一个人或一个组织（商业性、学术性或其他）与申办者签订合约，执行申办者应承担的与研究相关的一个或多个职责和职能。

Data
数据

根据机构的不同，依法规定义。一般是指记录的各种形式的信息。大多数机构持有数据所有权，同时研究人员有访问数据的权利。

Data Monitoring Committee
数据监察委员会

一个独立的审查 / 咨询委员会，其主要任务是评估和报告当前研究受试者，以及尚未参加临床试验的受试者的持续安全性。有时又称为数据安全监察委员会（Data Safety Monitoring Boards, DSMB）。

Deception
欺瞒

故意误导或隐瞒试验本质的信息。

Declaration of Helsinki

赫尔辛基宣言

世界医学会在 1964 年首次发布的伦理原则声明，以定义治疗性和非治疗性研究的规则。

Delegation of Authority Log

授权日志

书面文件，列出委托给研究团队所有成员的责任和每个团队成员的参加时间。

Documentation

文件

所有形式的记录，其描述或记载研究方法、实施和结果，包括任何的不良事件和采取的措施。

Drug or Device Accountability Records (DAR)

药物 / 器械清单记录

所需的文档，用以记载材料清单，使用和剩余的数量，处置日期。

Ethical Principles and Guidelines for the Protection of Human Subjects of Research

人类受试者研究保护的伦理原则和指南

参见《贝尔蒙报告》。

Family Educational Rights and Privacy Act (FERPA)

家庭教育权利及隐私法案

涵盖了学龄儿童家长审查、修改和披露教育记录的权利。

Federal wide Assurance (FWA)

联邦承诺

在指定的时间段内，允许机构开展多个联邦政府资助的研究。规定机构承担所有涉及人的研究的相应责任，机构必须建立伦理委员会。

Food and Drug Administration (FDA)

食品药品监督管理局

为卫生与公共服务部下属。实施食品、药品和化妆品法案和相关的联邦公共卫生法。授予批准新药临床试验申请，器械临床试验豁免，上市前批准申请和新药申请批准。

Food and Drug Administration Amendments Act (FDAAA)

食品药品监督管理法修正案

该法案于 2007 年通过，强制要求 Ⅱ b 期 ~ Ⅳ 期研究的临床试验结果数据总结提交（给 FDA），不论结果是确定的还是非确定的，发表的还是未发表的。

Food and Drug Administration Modernization Act (FDAMA)

食品药品监督管理现代化法案

1997 年立法通过，条款包含要求潜在受试者能够获知有关严重或危及生命的疾病的临床试验信息。

Food Drug and Cosmetic Act (FD&C Act)

食品药品和化妆品法案

规定药物、生物制剂和器械只有在证明安全和有效后，才能在市场上销售。

FDA Form 1572

FDA 1572 表格

根据 FDA 的要求，每个实施药物 / 生物制品研究的研究者的承诺和行为列表。也被称为研究者声明。

Gene Transfer

转基因

一种用正常工作的基因替代引起疾病的缺失基因或缺陷基因的技术，使细胞生成正确的酶或蛋白。

Good Clinical Practice (GCP)
临床试验质量管理规范
用符合国际规范的伦理、科学质量标准来设计、实施、监查、记录、稽查、分析和报告研究。确保报告的数据是可信的、准确的，并且受试者的权利和机密得以保护。

Health Information
健康信息
以任何形式或媒介记录的信息，与生者或逝者的过去、现在或将来的身体上或精神上的健康状况相关。

Health Information Technology for Economic and Clinical Health Act (HITECH ACT)
卫生信息技术促进经济和临床健康法案
2009 年由国会制定的法案，包括激励卫生保健提供者采用电子健康记录和扩大 HIPAA 的适用范围。

Health Insurance Portability and Accountability Act of 1996 (HIPAA)
1996 健康保险转移及责任法案
法律要求参与某些医疗卫生事务转移的相关方，在进行电子化转移时采用标准化的格式和编码集。

Human Subject
人类受试者
参与研究的患者或健康个体。研究者通过干预有生命的个体或与之交流，获得私人信息或数据。

Inclusion Criteria
纳入标准
所有的研究对象必须满足的一系列标准。

IND Safety Report

新药临床试验的安全报告

与药物严重和突发的不良事件有关的正式书面报告。申办者必须将此报告发送给 FDA 和所有参与药物试验的研究者。

Informed Consent

知情同意

包括受试者招募材料、口头说明、书面材料、问答环节和签名记录表示同意并签署日期的信息交流。受试者被给予机会，在基于知情、理解并自愿的基础上选择参加研究。

International Conference on Harmonization (ICH)

国际协调会议

由欧盟、日本和美国来自企业和监管机构的专家工作组组成的一个组织。ICH 发布全球 GCP 指南，旨在实现药物临床试验标准化目标。

International Ethics Guidelines for Biomedical Research Involving Human Subjects (CIOMS guidelines)

涉及人类受试者生物医学研究的国际伦理指南

1982 年由国际医学科学组织委员会制定，以指导跨文化的研究。

Institution

机构

研究实施的地点。对遵守人类受试者保护法规负有最终责任。

Institutional Review Board (IRB)

伦理委员会

审查研究方案和知情同意书，以确定受试者的权利和福祉是否得到保护。

Investigational Device Exemption (IDE)
器械临床试验豁免

申请豁免依从 FD&C 法案，进行医疗器械的临床试验研究。

Investigational Materials
临床试验材料

临床试验的试验用品。

Investigational New Drug Application (IND)
新药临床试验申请

申请豁免依从 FD & C 法案，进行药物或生物制剂的临床试验研究。

Investigator
研究者

开展并指导研究。对研究的执行负有最终责任。当作为研究团队的负责人时，称为主要研究者。另外，FDA 也称之为临床研究者。

Investigator Brochure (IB)
研究者手册

文档材料含有动物实验研究结果、药代动力学和药效学的信息，以及关于在研药物的任何既往临床研究和其他有关资料。

Investigator-Sponsor
研究－申办者

有着发起和实施临床研究双重责任的个体。

Kefauver-Harris Amendments
Kefauver-Harris 修正案

FD & C 法案的修订案，要求对试验性药物获取知情同意。

Legally Authorized Representative

法定代理人

根据适用法律，授权个人或司法机构或其他机构，代表未来的研究受试者同意参加临床试验研究。

Life-threatening Adverse Event or Life-threatening Suspected Adverse Reaction

致命性不良事件或致命性可疑不良反应

不论是从研究者角度，还是申办者角度来看，如果一个不良事件或可疑不良反应的发生使患者或受试者处于死亡的即刻风险中，则被认为是"致命性"的。

Misconduct

行为不端

在研究的实施和报告过程中发生的，篡改、伪造、剽窃或其他严重地偏离科学界通识的行为。

Monitor

监查员

受雇于申办者或 CRO 的人，审查研究记录以确定这项正在实施的研究按照研究方案实施。监查员的职责可包括但不限于：帮助计划和启动一项研究，及评估研究的实施。监查员和临床研究协调员一起工作，检查研究的所有数据和文件。参见"临床研究助理"词条。

Monitoring

监查

审查一项临床研究，确保能够按照规定的临床研究方案、标准操作规程、GCP 和监管要求来实施及如实记录和报告。

National Research Act
（美国）国家研究法案
1974 年，法案促使建立了涉及生物医学和行为学研究的人类受试者保护国家委员会，并强制要求伦理委员会审查研究，以及强制要求知情同意保护受试者。

New Drug Application (NDA)
新药申请
新药在美国上市，需要向 FDA 提交申请。

National Institutes of Health (NIH)
（美国）国家卫生研究院
DHHS 内部的机构，提供研究经费，实施研究，资助全国多中心研究。

Nuremberg Code
纽伦堡法典
1947 年审判纳粹医生后正式宣布的一系列标准。

Non-significant Risk Device (NSR)
非显著风险器械
一个没有被列为有显著风险的器械。

Office for Human Research Protection (OHRP)
人类研究保护办公室
联邦政府办公室，负责颁发联邦承诺和监督是否合规。

Office of Research Integrity (ORI)
科研诚信办公室
科研诚信办公室是 PHS 的分支机构，负责监督调查科研不端行为的指控。

Patient

患者

寻求医疗保健的个体。

Patient Oriented Research

以患者为中心的研究

人类受试者（或来源于人的材料）参与的研究，研究者或其同事与人类受试者有直接接触。（美国国家卫生研究院对于"临床研究"的定义）

Physician Payment Sunshine Act

医生薪酬阳光法案

2010 年颁布的一项法律，要求药品、医疗器械、生物制品、医疗供应的生产商向 DHHS 报告支付给医生和教学医院的任何"酬劳或其他形式的有价物品"。

Placebo

安慰剂

在临床试验中，用来与一种活性成分作对照的无效物质。

Privacy Certificate

隐私证明

接受 NIJ 资助的研究者必须通过司法部保密法规（42 USC 3789g）申请"隐私证明"。这使得研究过程中搜集的可识别身份信息免于法律诉讼。

Privacy Rule

隐私规则

2003 年由 DHHS 发布的标准，受 HIPAA 法规涵盖，限制个人或组织持有的可识别身份健康信息的使用和披露。

Protected Health Information
受保护健康信息
可标识个人身份的信息。

Protection of Pupil Rights Amendment (PPRA)
保护学生权利修正案
教育部法规指出，针对学龄儿童的调查、问卷和指导材料必须经过家长 / 监护人的检查。

Protocol
研究方案
关于研究目的、设计、方法、统计方法和组织管理的文件。该术语也包括对原始文档所做的修改。

Protocol Amendment
研究方案修订
以书面形式对原始的研究方案进行更改或澄清。

Recruitment
招募
以正确的纳入标准将受试者纳入研究的行为。

Recruitment Period
招募期
允许研究招募所有受试者的时限。

Representative Population
代表人群
一般是指研究应包括男人、妇女、少数民族和适当年龄的参与者，以保持一定比例的患有该病状的个体可被研究。

Research

研究

系统的科学研究，旨在形成或有助于形成可泛化的知识。包括临床研究。

Research Team

研究团队

与研究有关的研究者、助理研究者和临床研究协调员。

Risk-Benefit Ratio

风险 / 受益比

对个体受试者的风险与潜在受益的比值。也被称为风险 / 受益分析。

Safety Reports

安全报告

要求研究者向 FDA 报告任何严重的、非预期的不良事件。

Secondary Subjects Research

二次受试者研究

研究涉及的个人信息收集来源于其他途径，而不是通过直接的干预获得。

Security Rule

安全规则

2003 年由 HHS 发布的标准，要求适当的管理、物理和技术保障措施，以确保保存为电子格式的可识别身份健康信息的机密性、完整性和安全性。

Serious Adverse Event or Serious Suspected Adverse Reaction

严重不良事件或者严重的可疑不良反应

任何导致死亡、危及生命的情况、住院或住院时间延长、致残、丧失工作能力或有先天异常的出生缺陷事件。

Significant Risk Device

显著风险器械

一种研究器械：①拟作为植入物使用，有潜在的严重威胁受试者的健康、安全或福祉的风险；②用于支持或维持人体的生命，有潜在的严重威胁受试者的健康、安全或福祉的风险；③在诊断、治愈、减轻或治疗疾病或其他防止人体健康受损的方面有重大作用，有潜在的严重威胁受试者的健康、安全或福祉的风险；④存在对受试者有潜在严重风险的其他问题。

Source Data

源数据

在源文件中包含的，用于重建和评价研究所需要的结果、观察资料或其他方面的原始记录和核证副本中包含的所有信息。

Source Documentation

源文件

信息首次记录的地点，包括原始文件，数据和记录。

Sponsor

申办者

对研究的发起、管理和资助负责的个人、公司、机构或组织。

Standard Operating Procedures (SOP)

标准操作规程

为保证某项操作的一致性而制定的详细书面程序。

Subinvestigator

助理研究者

在研究中心帮助设计和实施研究者。

Subject/Study Subject

受试者 / 研究受试者

研究参与者。参见"人类受试者"词条。

Suspected Adverse Reaction

可疑不良反应

任何可合理认为是由某药物引起的不良事件。

Telephone Report

电话报告

通过电话向 FDA 报告非预期的与临床研究相关的致命或危及生命的情况。

Unanticipated Adverse Device Effect (UADE)

非预期器械不良反应

试验器械发生的对研究参加者有不合理风险的不良效应。

Unexpected Adverse Event or Unexpected Suspected Adverse Reaction

非预期的不良事件或非预期的疑似不良反应

不良事件或疑似不良反应被认为是"非预期的",如果它没有列在研究者手册中,或特异性、严重性与已观察到的情况不同。

Unexpected Event

非预期事件

任何在研究计划和 / 或研究申请中并未描述的、使受试者或其他人处于危险之中的事件或反应。

Vulnerable Subjects

弱势受试者

因自主能力受限(如儿童、精神病患者、囚徒)不能给予知情同意的团体 / 个人。也指受试者可能会因受到不当影响而参与研究(如学生、下属和患者)。

Well-being

福祉

受试者的身心健康。

Whistle-blower

检举人

以诚信为本，指控组织或个人不当行为的人。

Withdrawal Application

撤回申请

当考虑没有额外工作的时候，研究者 / 申办者写信给 FDA，要求撤回申请。

附录 E
缩略语

英文缩写	英文全称 / 中文全称
AAHRPP	Association for the Accreditation of Human Research 人类研究保护项目认证协会
AAMC	American Association of Medical Colleges 美国医学院协会
AAU	Association of American Universities 美国大学协会
ACE	Affiliated Covered Entity 附属下辖实体
ACHRE	Advisory Committee on Human Radiation Experiments 人体放射实验顾问委员会
AE	Adverse Event 不良事件
AEC	Atomic Energy Commission 原子能委员会
AHA	American Historical Association 美国历史学会
AHRQ	Agency for Healthcare Research and Quality 卫生保健研究及质量管理局
AMA	American Medical Association 美国医学会
ARRA	American Recovery and Reinvestment Act (of 2009) （2009 年）美国经济复苏和再投资法案

ATS　　　　　　　　　American Thoracic Society
　　　　　　　　　　　美国胸科学会

BIMO　　　　　　　　Bioresearch Monitoring Program
　　　　　　　　　　　生物研究监控规划

BMJ　　　　　　　　　British Medical Journal
　　　　　　　　　　　英国医学杂志

CBQR　　　　　　　　Community-Based Qualitative Research
　　　　　　　　　　　基于社区的定性研究

CCRC　　　　　　　　Certified Clinical Research Coordinator
　　　　　　　　　　　持证临床研究协调员

CDC　　　　　　　　　Centers for Disease Control and Prevention
　　　　　　　　　　　疾病预防控制中心

CFR　　　　　　　　　Code of Federal Regulations
　　　　　　　　　　　联邦法规

CI　　　　　　　　　　Clinical Investigator
　　　　　　　　　　　临床研究者

CIOMS　　　　　　　　Council for International Organizations of Medical
　　　　　　　　　　　Sciences
　　　　　　　　　　　国际医学科学组织理事会

COI　　　　　　　　　Conflict of Interest
　　　　　　　　　　　利益冲突

COIC　　　　　　　　　Conflict of Interest Committee
　　　　　　　　　　　利益冲突委员会

CRA　　　　　　　　　Clinical Research Associate
　　　　　　　　　　　临床研究助理

CRC　　　　　　　　　Clinical Research Coordinator
　　　　　　　　　　　临床研究协调员

CRF　　　　　　　　　Case Report Form
　　　　　　　　　　　病例报告表

CRO　　　　　　　　　Contract Research Organization
　　　　　　　　　　　合同研究组织

DAR	Drug or Device Accountability Record
	药品 / 器械清单记录
DHHS/HHS	(Department of) Health and Human Services
	卫生与公共服务部
DMC	Data Monitoring Committee
	数据监察委员会
DOD	Department of Defense
	国防部
DOE	Department of Education
	教育部
DSMB	Data Safety Monitoring Board
	数据安全监察委员会
EHR	Electronic Health Records
	电子健康记录
EMA	European Medicines Agency
	欧洲药品管理局
FAQ	Frequently Asked Questions
	常见问题
FDA	Food and Drug Administration
	食品药品监督管理局
FDAAA	Food and Drug Administration Amendments Act
	食品药品监督管理法修正案
FDAMA	Food and Drug Administration Modernization Act
	食品药品监督管理现代化法案
FERPA	Family Educational Rights and Privacy Act
	家庭教育权利及隐私法案
FWA	Federal-Wide Assurance
	联邦承诺
GAO	General Accounting Office
	审计总局

GCP	Good Clinical Practice
	临床试验质量管理规范
HGT	Human Gene Transfer
	人类转基因
HIPPA	Health Insurance Portability and Accountability Act
	健康保险转移及责任法案
HITECH	Health Information Technology for Economic and Clinical Health Act
	卫生信息技术促进经济和临床健康法案
IBC	Institutional Biosafety Committee
	机构生物安全委员会
ICH	International Conference on Harmonization
	国际协调会议
IIHI	Individually Identifiable Health Information
	个人可识别身份健康信息
ILD	Interstitial Lung Disease
	间质性肺病
IND	Investigational New Drug（Application）
	新药临床试验（申请）
IOM	Institute of Medicine
	（美国国家科学院）医学研究所
IRB	Institutional Review Board
	机构审查委员会（伦理委员会）
JAMA	Journal of the American Medical Association
	美国医学会杂志
LAR	Legally Authorized Representative
	法定代理人
MPA	Multiple Project Assurance
	多项目保险
NBAC	National Bioethics Advisory Commission
	国家生物伦理顾问委员会

NCI	National Cancer Institute 国家癌症研究所
NDA	New Drug Application 新药申请
NEJM	New England Journal of Medicine 新英格兰医学杂志
NFS	National Science Foundation 国家科学基金会
NIH	National Institutes of Health 国家卫生研究院
NIJ	National Institute of Justice 国家法律研究所
NIOSH	National Institute for Occupational Safety & Health 国家职业安全卫生研究所
MHRA	Medical and Healthcare Products Regulatory Agency（England） 医疗及保健产品监管署（英格兰）
NPP	Notice of Privacy Practices 隐私权保护通知
NYS-DH	New York State Department of Health 纽约州卫生署
OCR	Office of Civil Rights 民权办公室
OHA	Oral History Association 口述史学会
OHCA	Organized Health Care Arrangement 有序医疗保健计划
OHRP	Office for Human Research Protection 人类研究保护办公室
ORI	Office of Research Integrity 科研诚信办公室

PAR	Participatory Action Research
	参与式行动研究
PCB	President's Commission on Bioethics
	生命伦理总统委员会
PHI	Protected Health Information
	受保护健康信息
PHS	Public Health Service
	公共卫生服务
PI	Principal Investigator
	主要研究者
PMA	Premarket Approval Application
	上市前批准申请
PPRA	Protection of Pupil Rights Amendment
	保护学生权利修正案
QA	Quality Assurance
	质量保证
RAC	Recombinant DNA Advisory Committee
	重组 DNA 顾问委员会
SADR	Suspected Adverse Drug Reaction
	可疑药物不良反应
SAE	Serious Adverse Event
	严重不良事件
SAR	Suspected Adverse Reaction
	可疑不良反应
SMO	Site Management Organization
	现场管理组织
SOP	Standard Operating Procedure
	标准操作规程
TBI	Total Body Irradiation
	全身照射

TPO	Treatment, Payment for Healthcare or Healthcare Operations
	治疗、医疗保健支付或医疗保健业务
UADE	Unanticipated Adverse Device Effect
	非预期器械不良反应
WMA	World Medical Association
	世界医学会

附录 F

测验题

科学研究志愿者保护测验题

为了使本手册对尽可能多的研究者有用，本手册重点介绍与生物医学和行为学研究人员最相关的主题、法规和指南。本手册包括一些特定适用于生物医学研究和临床试验的信息和章节。考虑到从事行为学研究的研究者可能不需要进行生物医学方面的测试，以下测验的设计旨在使个人和机构能够轻松地调整测验过程以满足特定需求。

测验分为两个部分：第一部分为 32 道多项选择题，涵盖了所有研究者在开展任何涉及人类受试者的研究时都应熟悉和遵循的一般主题；第二部分为 20 道案例相关的是非题，涉及生物医学研究主题。完成两部分测试，方能获得继续教育学分。仅开展社会学和行为学研究的机构和个人，可完成第一部分的测试，无需关注生物医学研究方面的内容。机构可以编写适合自己情况的第二部分测试内容，以涵盖其机构内开展的研究类型。

第一部分：多项选择题

请阅读以下问题并选择最准确或最佳的答案。

1. 梅毒研究、Willowbrook 研究和其他研究案例因为伦理问题而常常被提及，这些研究的一个重要教训是：

    A. 研究人员可能违反伦理规范，即便他们的动机是好的

    B. 只有生物医学研究可能存在伦理问题

    C. 研究丑闻不会导致国家立法

    D. 过去的错误永远不会重演

2. 1981 年，FDA 和 DHHS 颁布了保护生物医学和行为学研究人类受试者的联邦法规。1991 年，其他联邦机构也接受了此法规。《通则》要求有哪两种受试者保护措施？

　　A. 受试者的报酬和伤害赔偿

　　B. 受试者知情同意和伦理委员会审查

　　C. 研究记录的保密和隐私保证

　　D. 受试者直接受益并排除所有风险

3. 贝尔蒙报告中所定义的"尊重"的伦理原则与以下哪一条一般规则有关？

　　A. 获得受试者同意

　　B. 可能受益最大化，潜在风险最小化

　　C. 平均分担研究的负担

　　D. 儿童不应被纳入研究

4. 贝尔蒙报告中所定义的"善行"的伦理原则与以下哪一条一般规则有关？

　　A. 获得受试者同意

　　B. 可能受益最大化，潜在风险最小化

　　C. 平均分担研究的负担

　　D. 研究的获益应该首先应用到那些负担不起这些医疗的人身上

5. 贝尔蒙报告中所定义的"公平"的伦理原则与以下哪一条一般规则有关？

　　A. 获得受试者同意

　　B. 可能受益最大化，潜在风险最小化

　　C. 平均分担研究的负担

　　D. 地方法院对研究具有最终的裁决权

6. 科学不端行为的官方定义包括什么？

　　A. 疏忽、错误和遗漏

　　B. 篡改、伪造和剽窃

　　C. 不称职、行为不当和偏差

　　D. 数据判读上的差异

7. 根据联邦法规和指南，机构开展联邦资助的研究必须：

   A. 向研究诚信办公室（ORI）报告所有诚实的错误

   B. 在 OHRP、ORI 和 FDA 注册

   C. 建立资助项目办公室，提供研究方案的同行评审

   D. 向研究者提供研究伦理培训并调查科研不端报告

8. 法规要求开展联邦资助研究的机构必须具有：

   A. 保密证明

   B. 产品和服务的合同

   C. 遵守人类受试者保护法规的保证书（比如联邦承诺）

   D. 商业合作的协议

9. 审查研究项目时，伦理委员会有权：

   A. 要求修正知情同意书，但无权修正方案

   B. 出于保护人类受试者的考虑，任何研究都可以被否定

   C. 在研究开始前修正研究，而不是开始后

   D. 推翻机构对研究的否定性意见

10. 如果研究者打算修正在研的研究项目，他需要：

    A. 在修正案实施前获得伦理委员会的同意

    B. 仅在研究项目更新时告知伦理委员会

    C. 仅在知情同意书修正前获得伦理委员会的同意

    D. 对于已批准的研究，无需采取任何措施

11. 研究者需要按照伦理委员会同意的方案开展研究。是指：

    A. 即使对受试者会造成即刻伤害时也必须遵守

    B. 仅限于对联邦资助研究有这样的要求

    C. 遵守法规的特别要求

    D. 主要为了防止申办方因违背方案而不支付报酬

12. 研究者的专业判断对于保持研究过程的完整合规至关重要。研究者应始终：

    A. 相比科学知识，更重视受试者的权利和福祉

    B. 相比受试者的权利和福祉，更重视科学知识

    C. 商业利益高于科学知识

    D. 商业利益高于受试者的权利和福祉

13. 在社会行为学研究中，大多数志愿者最关心的通常是：

    A. 欺瞒

    B. 身体伤害的风险

    C. 误工补偿

    D. 隐私和保密

14. 设计和开展社会行为学研究时，以下哪一条正确：

    A. 当有绝对机密要求时，侵犯隐私是合理的

    B. 决不应使用欺瞒手段

    C. 当研究对象是弱势群体时不需要额外的保护措施

    D. 应尽量减少压力、不适和其他伤害

15. 卫生与人类服务部的保密证明

    A. 保证研究数据的绝对机密

    B. 适用于所有研究

    C. 不阻止出于自愿的信息泄露

    D. 禁止受试者泄露研究数据或相关信息

16. 对于由公司或有关部门资助的研究，应有保护研究者出版权的协议。此协议：

    A. 不是法律强制性要求，但指导研究开展

    B. 通常要求与机构授权代理人协商，并由其签署

    C. 作为研究责任的一部分，始终由研究者单独签署

    D. 如果对出版权进行限制则不合法

17. 以下哪种属于论文发表中的科学不端行为？

    A. 为了个人利益而更改将要发表的研究结果

    B. 接受经济资助以便介绍研究数据或出版稿件

    C. 为了使申办方提交专利申请而延迟两周发表研究结果

    D. 发表阴性研究结果

18. 关于遗传学研究，以下说法是正确的是：

    A. 其仅受联邦法规管理，而不受州法规管辖

    B. 其总是涉及 DNA 或 RNA 的取样和测试

    C. 关于特定基因突变含义的认知在不断发展

    D. 基因检测研究的风险较小

19.关于在获得联邦支持开展重组 DNA 研究的机构进行人体转基因研究，以下说法是正确的是：

A. 根据联邦法规，仅生殖细胞可被转基因编辑

B. 研究者必须遵守 NIH 关于人体转基因指导原则的"附录 M"

C. 私人出资开展人体转基因不受 NIH 或 FDA 的监管

D. 需要机构生物安全委员会（IBC）审查，其可替代伦理委员会审查

20.关于研究中的利益冲突，以下说法是正确的是：

A. 仅有一种利益冲突是重要的，即经济利益冲突

B. 它表示有利益冲突的人存在人格缺陷

C. 联邦法规始终要求在知情同意书中披露利益冲突

D. 公众的关注可能会导致要求研究者还要遵守其他法规

21.处理机构和研究者的利益冲突是重要的，因为受试者的安全可能受损，且 / 或：

A. 杂志不会发表有潜在或明显利益冲突的研究

B. 从此研究中产生的知识可能存在偏倚

C. 适宜的处理方式则要求消除所有利益冲突

D. 利益冲突会造成明显偏倚，损害机构声誉

22.利用组织样本的研究会需要获取受试者的知情同意。当获取受试者同意时：

A. 个人信息泄露的风险不需要告知，因为其不会导致身体伤害

B. 联邦法规总是高于州立法规，需要优先考虑

C. 拟开展研究的类型，包括是否进行基因分析，都应在知情同意书中说明

D. 知情同意书中应包含受试者放弃任何商业获益权利的声明

23.受试者的招募广告是知情同意书过程的一部分，因此，招募广告必须：

A. 包含所有联邦要求的知情同意的要素

B. 经伦理委员会审查同意

C. 仅能以书面形式展现

D. 同时使用英语和预期的其他语种

24.在研究中纳入有代表性的人群（男性、女性、少数民族和适宜年龄的参与者），有助于确保研究结果的适用性 / 可推广性。关于纳入有代表性的人群，以下说法是正确的是：

    A. 对于 NIH 资助和 FDA 监管的研究，通常是强制要求

    B. 伦理委员会从不审查

    C. 仅对成年人重要，而非儿童

    D. 仅对人类转基因研究重要

25.以下哪一点解决了少数民族参与研究的障碍？

    A. 避免少数民族研究者和研究人员的参与

    B. 提供非英语语种的研究材料

    C. 仅在正常工作时间开展研究

    D. 收取交通费

26.关于基于社区的定性研究，以下说法是正确的是：

    A. 社区在其自身状况和潜在解决方案上具有决定权

    B. 不需要个体受试者的同意

    C. 研究团队自身的文化价值观与其所研究的社区在文化价值观上没有差异

    D. 客观无偏倚的研究仅能在研究机构附近开展

27.在基于社区的定性研究（CBQR）中，保密的责任在于研究人员，然而

    A. 仅参与型行为研究（PAR）中允许隐匿个人身份

    B. 参与型行为研究（PAR）需要收集和报告可识别个人身份的信息

    C. 书面的知情同意可能影响参与者匿名的意愿

    D. 采用这一技术需要保密证明

28.根据《贝尔蒙报告》，充分做好以下三点的知情同意过程被认为是符合伦理的：

    A. 保密、同情和理解

    B. 信息、理解和自愿同意

    C. 受试者、获取知情同意的人以及见证人的签名

    D. 受试者签名并注明日期，获得知情同意书的副本

29. 设计知情同意过程时，研究者需要考虑：

　　A. 包含知情同意的要素

　　B. 知情同意的耗时

　　C. 谁与潜在受试者进行知情同意

　　D. 以上所有

30. 在获得知情同意时，应避免胁迫和不当影响。不当影响很难控制，因为：

　　A. 受试者总是与研究者有依赖关系

　　B. 研究总能为受试者带来一些获益

　　C. 它们可能与情境／环境因素相关，并取决于每个受试者的个人情况

　　D. 研究者知晓，但受试者并不知道

31. 不遵循 HIPAA 隐私规则可能导致：

　　A. 对组织机构和研究者进行民事处罚和刑事制裁

　　B. 仅对组织机构行政处罚

　　C. 仅对研究者进行民事处罚和刑事制裁

　　D. 对实际违法人进行民事处罚和刑事制裁，而非研究者的

32. 根据 HIPPA 隐私规则，"受保护健康信息"（PHI）包括：

　　A. 所有存在于医疗记录中的个人可识别身份健康信息

　　B. 下辖实体创建或接收的个人可识别身份健康信息

　　C. 仅限电子信息

　　D. 受该法规约束的机构保存的去标识化的健康信息

第二部分：生物医学研究案例分析（是非题）

请阅读以下研究案例，并回答相应的问题。

案例 1："癫痫停"是 FDA 批准的一种片剂药物，用于治疗 12 周岁以上患者的癫痫发作。研究者根据一篇文献报道，希望进行一项使用此药品治疗危重难治性癫痫的开放性研究（即不使用安慰剂、不设盲），拟纳入 5 至 15 岁的患儿进行研究。

33. 对上市药品进行研究，受 FDA 人类受试者保护法规监管。

　　A. 对

　　B. 错

34.这个研究可能需要 IND，因为其纳入了批准的适用人群以外的患儿。

　　A. 对

　　B. 错

35.如果伦理委员会认为获取儿童赞同参加研究的意见是不合适的，伦理委员会可能会免除对儿童的赞同要求，而仅要求获得父母的许可。

　　A. 对

　　B. 错

　　案例 2：一位外科医生设计了一种试验性医疗器械，用于心脏瓣膜修复中的缝合。受试人群是计划进行非紧急手术修复的成人。因为"研究者"是患者的手术医生，方案要求由一名独立的医师获得患者的知情同意。从瓣膜中取出的组织将提供给机构里的另外一名研究者，供其研究瓣膜失效原因。关于组织样本的研究还包括回顾患者的记录，并将既往病史与瓣膜缺损类型进行比较。

36.如果伦理委员会认为这是一个"具有显著风险"的医疗器械，则研究开始前需要获得 IDE。

　　A. 对

　　B. 错

37.安排另外一名医生获取知情同意会让受试者感到困惑，并不能避免不当影响。

　　A. 对

　　B. 错

38.因为获取知情同意是"可行的"，所以伦理委员会不会批准组织标本的研究免除知情同意。

　　A. 对

　　B. 错

　　案例 3：药物"睡得香"是一种研究性药物，目前作为一种镇静剂正在进行Ⅲ期临床试验。该研究是采用多中心随机双盲安慰剂对照设计，目标人群为 21 周岁及以上的轻度失眠患者。预计会较有高的"安慰剂效应"。每个受试者将参与本研究 2 周。

39. 对研究者和伦理委员会而言，评估和比较使用安慰剂与使用标准镇静药物治疗的风险和受益，是一个必要的步骤。

　　A. 对

　　B. 错

40. 如果伦理委员会评估认为安慰剂的使用不会将受试者暴露于过度或不必要的风险之中，则安慰剂的使用是可接受且符合伦理的。

　　A. 对

　　B. 错

41. 对于此临床试验，一个核心问题是安慰剂对照组的受试者是否被不公平地剥夺了医疗获益。

　　A. 对

　　B. 错

42. 知情同意书中应明确说明，除参加研究以外，临床有治疗失眠的标准治疗可供选择。

　　A. 对

　　B. 错

43. 如果大部分潜在受试者不会英语，法规允许研究者使用英文知情同意书纳入受试者，但要有翻译人员。

　　A. 对

　　B. 错

44. 研究中的每一名主要研究者都应向 FDA 提交 1572 表格（Form-1572）。

　　A. 对

　　B. 错

45. 申办方的监查员对于研究中心的常规访查中，有权审核病例报告表的准确性，但无权审核原始记录文件。

　　A. 对

　　B. 错

46. 在研究入组数周之后，一名研究者想更改受试者初次检查的程序，这需要得到申办方和伦理委员会的同意。

　　A. 对

　　B. 错

案例 4：一项由企业赞助的临床验证，为非上市的矫正角膜畸形的光学激光系统，旨在进行试验器械与临床常规治疗技术的比较。已建立数据监察委员会（DMC）对研究进行监察。申办方向研究者提供了一份方案、一份知情同意书样本，以及一份包括试验器械已知风险和前期研究背景的机密文件。

47. 申办方可以在 IDE 获得 FDA 备案之前，将该激光器械运送至研究中心供培训之用。

　　A. 对

　　B. 错

48. 如果申办方因对受试者存在"不合理的风险"暂停了该项研究，申办方可以不经过伦理委员会或 FDA 同意，修改器械和 / 或方案后继续研究。

　　A. 对

　　B. 错

49. 在此研究之中，DMC 的重要作用之一是根据报告的不良事件的类型和程度、或该激光器械的疗效，判断是否需要提前终止研究。

　　A. 对

　　B. 错

50. 研究者应在术前访视时向受试者提供知情同意书并获得其同意，而不是等到手术当天。

　　A. 对

　　B. 错

51. 因为这是一个 IDE 研究，主要研究者不能将获得知情同意的过程委托给任何其他研究人员。

　　A. 对

　　B. 错

52. 如果研究者违反 FDA 规定，可能会被罚款、吊销资格和面临刑事指控。

　　A. 对

　　B. 错

索引